抗癌宝典

郎锦义　沈　军　主编

四川科学技术出版社

支持基金：成都市科技计划项目《恶性肿瘤一站式综合防控技术和策略的建立研究》（编号 2019-YF09-00095-SN）、四川省科技计划项目《"双向增能"癌症科普模式构建及应用示范》（2021JDKP0004）。

图书在版编目（CIP）数据

抗癌宝典 / 郎锦义，沈军主编 . -- 成都：四川科学技术出版社，2021.4（2022.3 重印）

ISBN 978-7-5727-0086-6

Ⅰ.①抗…　Ⅱ.①郎…　②沈…　Ⅲ.①肿瘤—防治 Ⅳ.① R73

中国版本图书馆 CIP 数据核字 (2021) 第 048705 号

抗癌宝典
KANGAI BAODIAN

主　编　郎锦义　沈　军

出 品 人　程佳月
责任编辑　杨晓黎
责任校对　李　佳
责任出版　欧晓春
责任印制　张　露
出版发行　四川科学技术出版社
　　　　　成都市槐树街 2 号　邮政编码 610031
　　　　　官方微博：http://e.weibo.com/sckjcbs
　　　　　官方微信公众号：sckjcbs
　　　　　传真：028-87734039
成品尺寸　170 mm×240 mm
印　　张　17.5　字数 210 千
印　　刷　四川嘉乐印务有限公司
版　　次　2021 年 9 月第一版
印　　次　2022 年 3 月第二次印刷
定　　价　68.80 元
ISBN 978-7-5727-0086-6

编写委员会名单

主　编　郎锦义　沈　军

副主编　万绍平　张国楠　李　涛　庄　翔　李岳冰
　　　　　肖小红　廖　梅

编　委　毕成玉　蔡永聪　陈　兰　程　平　程志妍
　　　　　代　俊　杜雪方　冯燮林　付本翠　傅柄钢
　　　　　何淑娅　胡丽贞　胡　婷　胡　勇　黄雪梅
　　　　　黄亚斯　贾洪源　李彩霞　李　超　李　卉
　　　　　李林涛　李　琦　李　睿　刘爱祥　刘冀川
　　　　　刘芩屹　罗潇郁　吕俭霞　宋宴琼　宋宇哲
　　　　　唐丽琴　唐小丽　唐育民　田　浪　王朝晖
　　　　　王登凤　王关芬　王　华　王　静　王　黎
　　　　　王莘霖　王善萍　王　谊　王钟群　邢　燕
　　　　　熊竹娟　徐珊玲　杨　川　杨春连
　　　　　杨　婧（腹部放疗科）　杨　婧（乳腺外科）
　　　　　余佳秀　袁道足　张国军　张　健　张　容
　　　　　张　婷　张啸龙　赵　玲　赵兴梅　赵　亚
　　　　　曾　瑜　周红艳　朱科第　邹秀琼

插　图　冯睦迦　王薇佳　周章俊

前言
PREFACE

没有全民健康，就没有全面小康。2016 年，习近平总书记在全国卫生与健康大会上指出，要把人民健康放在优先发展的战略地位，以普及健康生活、优化健康服务、完善健康保障、建设健康环境、发展健康产业为重点，加快推进健康中国建设，努力全方位、全周期保障人民健康，为实现"两个一百年"奋斗目标、实现中华民族伟大复兴的中国梦打下坚实的健康基础。党的十九大也做出了实施健康中国战略的重大决策部署，强调癌症防治要关口前移，预防为主。

癌症是严重威胁人民群众健康的重大公共卫生问题，近年来我国癌症发病率呈逐年上升趋势。国内每年恶性肿瘤所致的医疗花费超过 2 200 亿元，平均每天 1 万余人被确诊为癌症，每分钟 7.5 人被确诊；四川每年新发癌症病例约 23 万，死亡人数高达 14.58 万，目前癌症已成为四川居民的第二大死因。

癌症，重在预防。面对癌症这一沉重的话题，很多人谈癌色变。其实在日常工作、生活中，我们只要做好预防工作，抓住癌症防治"三要点"——早发现、早诊断、早治疗，癌症也并不可怕。

为全面履行省科协组织"四服务"职责，提升公众的防癌抗癌科学素质，自2016年开始，四川科技报社与四川省肿瘤医院、四川省抗癌协会组织80余位专家撰写了近100篇关于癌症防治的科普文章，并在《四川科技报》"肿瘤大讲堂"栏目陆续刊发，文章主要从癌症防治、成因及症状、治疗方法、术后护理、术后康复等方面，为公众全面、科学地解答了相关疑问。

这些科普文章刊发后，得到了社会的一致好评和群众的持续关注，读者纷纷联系报社要求集成出书。为此，我们精选了部分文章汇编成书，以飨读者。同时，也特别感谢四川省肿瘤医院专家及团队对本书编写的大力支持。

由于时间较紧迫，恐有不妥之处，敬请读者朋友批评指正。

本书编写组

目录
CONTENTS

发现篇　DISCOVERY

治疗篇　TREATMENT

CONTENTS
目录

康复篇　CONVALESCING

预防篇

PREVENTION

理性认识癌症

患者爷爷："护士，请务必要把我输液管里的空气排干净咯，我怀疑我身体里的癌细胞就是血管进了空气造成的。"

癌症患者的老伴："医生，你看我老公得的是肺癌，经常咳嗽，会不会把癌症传染给家里人？我们家里还有个2岁的小娃呢……"

从上述对话不难看出大家对癌症有很多误解。今天就来讲讲癌症的发病原理是什么？癌症是否会传染人？哪些因素会诱发癌症？

癌症发生的原理是什么?

癌症，其实是肿瘤的一种，肿瘤的发生与细胞分裂过程中的DNA（遗传物质）复制和转录错误密切相关。

何为细胞分裂？细胞分裂是由一个细胞变成两个细胞的过程，它使得细胞数目增加。可以说，人的一生都伴随着细胞分裂。首先，我们从最初的母亲体内的一个细胞（受精卵）逐渐发育成人，就需要大量的细胞分裂；其次，在成人阶段，也需要细胞分裂来维持人体的正常功能。因为细胞也是有寿命的，例如白细胞一般 10～15 天，红细胞一般 120 天左右，所以需要通过细胞分裂去不断补充新的细胞。

每一次细胞的分裂都伴随着一次 DNA 的复制和转录。大多数情况下，DNA 的复制和转录都是严格按照"母版"进行的，从而保证细胞的分裂是根据机体需要而进行的，是有限度的。但有时因为精神、遗传、生活方式、化学物质等因素的影响，DNA 没有严格按照"母版"进行复制或

朱科第

转录，也就是发生了"变异"，而且此时正好人体内的"警察"（免疫细胞）不够强大，没有及时将其发现和消灭，从而导致细胞生长不可控，无止境地增长，也就形成了肿瘤。

肿瘤分为良性肿瘤和恶性肿瘤。其中，恶性肿瘤就是人们常说的癌症。我们称之为恶性肿瘤，是因为癌细胞不仅可以快速生长，还可以侵犯周围组织，并转移至其他组织。我们身体除了头发和指甲外，任何一个地方都有可能发生癌症。

癌症会不会传染人？

癌症不属于传染病。到目前为止，还没有发现癌细胞从一个人传播到另一个人的现象，所以在与癌症患者接触时大可不必过于紧张。

不过，虽然癌症不会传染，但是在现实生活中，有部分癌症，如肺癌、肝癌、胃癌等，也存在一些家族聚集性发生的案例，导致这一现象的原因是多方面的。一方面，可能与遗传基因有关；另一方面，同一家族的成员很容易有相同的生活方式，比如喜欢吃烟熏食物、泡菜等，恰好这种生活方式对预防癌症来说是"不健康"的，就可能导致家庭聚集性癌症的发生。此外，某些致癌因素是有一定传染性的，例如乙型肝炎病毒感染（可能与肝癌的发生有关）、幽门螺杆菌感染（可能与胃癌的发生有关），家庭成员在长时间的共同生活过程中，通过血液或体液传播等途径，可能都感染了相同的病毒或细菌，从而有了相同的致癌因素，所以罹患了相同的癌症。

哪些因素会诱发癌症？

在世界卫生组织（WHO）癌症研究机构2017年公布的"致癌物清单"中，被列为有明确致癌作用的物质有116种，包括烟、酒等，被列为可能有致癌作用的物质有357种，包括摄入红肉、感染人乳头瘤病毒（HPV）等。

近年来，国家癌症中心、中国医学科学院肿瘤医院赫捷院士和陈万青教授牵头的团队也分析总结出了与中国常见癌有相关性的致癌风险因素，包括行为、饮食、代谢、环境、感染5个方面（共23种）。

1. 行为因素：吸烟（包括吸二手烟）饮酒和缺乏锻炼

◎吸烟会增加患肺癌、鼻咽癌、口腔癌、食管癌、膀胱癌等十多种癌症风险，吸二手烟较一手烟的危害更大。

◎饮酒可以加速衰老过程，增加患肝癌、口腔癌、喉癌、食管癌、结直肠癌、乳腺癌等癌症风险。

◎缺少锻炼会增加患结肠癌、乳腺癌（包括绝经前和绝经后乳腺癌）、子宫内膜癌、胰腺癌、肺癌等癌症风险。

2. 饮食因素：水果、蔬菜、膳食纤维和钙的摄入不足，红肉、深加工肉类、盐渍食品摄入过多

◎水果和蔬菜摄入不足会增加患结直肠癌、口腔癌、咽喉癌、胃癌等癌症风险。

◎膳食纤维的适量摄入可增强肠蠕动、促进益生菌生长、增加饱腹感帮助控制体重等，有助于防止癌症的发生。虽然膳食纤维的摄入不足可能会增加癌症发病率，但也并不是多多益善。过量的膳食纤维也容易造成营养不良，并引起肠胀气、消化不良等不适。

◎因钙的缺乏而提升发病率的癌症有结直肠癌、乳腺癌和前列腺癌。

◎红肉的过多摄入会增加患结直肠癌、食管癌、胃癌等消化道肿瘤的风险。

3. 代谢因素：体重超重、患糖尿病

体重超重会增加患食管癌、胰腺癌、肠癌、乳腺癌（绝经后）、子宫内膜癌、甲状腺癌等风险。其中，胰腺癌又与糖尿病有一定的相关性。

4. 环境因素：包括 PM2.5 污染、紫外线辐射

◎ PM2.5 主要来自于工业污染、汽车尾气、厨房油烟和吸烟。长期暴露在 PM2.5 污染的环境中，会增加患肺癌的风险。

◎紫外线辐射与人类的皮肤癌有明确的因果关系。

5. 感染因素

◎幽门螺杆菌与胃癌的发生有密切的相关性。

◎乙型肝炎病毒（HBV）、丙型肝炎病毒（HCV）与肝癌的发生有密切的相关性。

◎人类免疫缺陷病毒（HIV）与乳腺癌、肺癌等多种癌症的发生有密切的相关性。

◎人类疱疹病毒（EB 病毒）与鼻咽癌、儿童淋巴瘤、胃癌的发生有密切的相关性。

◎人乳头瘤病毒（HPV）与宫颈癌、咽喉癌的发生有密切的相关性。

◎华支睾吸虫俗称肝吸虫，与胆道肿瘤的发生有较密切的相关性。

◎人类疱疹病毒 8 型（HHV-8）与宫颈癌的发生有密切的相关性。

（作者朱科弟系四川省肿瘤医院胸部放疗一病区护士长、主管护师，四川省预防医学会肿瘤营养与防治分会委员，成都市护理学会伤口造口专委会常委）

参考文献

[1] CHEN W Q, XIA C F, ZHENG R S, et al. Disparities by province, age, and sex in site-specific cancer burden attributable to 23 potentially modifiable risk factors in China: a comparative risk assessment[J]. Lancet Global health, 2019, 7（2）: e257-e259.

[2] 王长利, 李磊, 陈志勇. 吸烟与肺癌发生的关系 [J]. 循证医学, 2009, 9（4）: 206-208, 212.

[3] 綦斐, 徐震世, 贾晓蓉, 等. 2015 年青岛市归因于吸烟的癌症疾病负担研究 [J]. 中华疾病控制杂志, 2018, 22（4）: 354-357, 385.

[4] 石汉平, 凌文华, 李薇. 肿瘤营养学 [M]. 北京: 人民卫生出版社, 2012.

体重突然下降，当心癌症来袭

很多癌症患者并不是因为明显的身体不适，或者触摸到大包块入院，往往是因为不明原因的体重减轻而引起重视，体检发现患上恶性肿瘤。这是什么原因呢？

第一是因为肿瘤长得快，它吸取人体大量营养导致的；第二是因为肿瘤患者会出现食欲和味觉的改变，导致患者营养摄入减少，体重减轻。

患者体内营养代谢异常

恶性肿瘤患者属于发生营养不良的高危人群，主要原因在于体内营养代谢异常，表现为糖、脂肪、蛋白质三大物质产能物质代谢的改变，主要表现为消耗的增加。通俗地讲，肿瘤就像我们身体里的强盗，肿瘤细胞比正常细胞长得快，会肆无忌惮地夺取人体摄入的营养，所以你的食量不变，但体重仍会下降，并且减少的主要是肌肉。有研究显示，肿瘤患者每天要额外消耗 500 千卡 * 左右的能量。

1. 糖代谢

肿瘤细胞特别青睐糖，它的糖酵解能力是正常细胞的 20～30 倍，葡萄糖消耗量为正常组织的 7 倍。说到这里想考考大家知道目前最高级的肿瘤检查是什么吗？那就是：PET-CT，检查一次接近 1 万元。为什么这么贵呢？是因为它可以发现您体内是否有癌细胞。那这是什么原理呢？PET-CT 通过特殊的显影剂（一种糖）进入体内，肿瘤细胞能快速摄取糖分并在 PET-CT 结果上呈明确的高代谢亮信号，从而得出诊断结果。

---

* 1 千卡 ≈ 4.186 千焦。

赵亚　唐小丽

肿瘤患者的糖代谢异常主要表现在葡萄糖的氧化和利用减少，葡萄糖转化增加，胰岛素抵抗和胰岛素分泌相对不足。

2. 蛋白质代谢

正常情况下，我们机体的蛋白质处于不断分解和合成的动态平衡中，而肿瘤组织大量消耗宿主的蛋白组织，合成肿瘤自身蛋白，与机体竞争循环中的蛋白原料。肿瘤患者机体总蛋白质更新率增加，蛋白质分解大于合成，蛋白转化率增加，造成蛋白缺口，人体就会分解机体的肌肉来满足自身营养需求，尤其是骨骼肌的消耗，继而导致机体体重下降，发生营养不良，甚至是恶病质。

3. 脂肪代谢

肿瘤患者脂肪代谢呈现明显的异常，表现为内在脂肪的消耗，储备减少，而外在脂肪又不能很好地吸收和利用。体脂丢失，就会出现高脂血症。

所以当你和以前一样的吃、一样的睡，但体重却在下降，并且以前血糖不高，而最近出现高血糖、高血脂时，一定要到肿瘤专科医院进行全面体检，排除恶性肿瘤。

肿瘤患者食欲和味觉的改变

肿瘤患者往往会出现食欲和味觉的改变，可能以前想吃的东西现在都没有胃口，甚至感觉口干、口苦，这是肿瘤引起的内在神经性改变。还有可能会出现腹胀、腹泻、抑郁等情况，这些症状均会导致患者营养摄入减少，体重减轻。大量研究提示有高达 70% 的肿瘤患者存在肌肉减少的情况。

肌肉减少的危害很大，不仅会导致全身无力、无精打采，最严重的是肌肉每减少 10%，抵抗力就会下降，感染风险就会增加，而且 30% 的癌症患者直接死于恶病质。

这几个建议要牢记

◎每个家庭都应该准备一个体重秤。

◎每人每月监测自己体重一次。

◎科学营养、平衡膳食。

◎科学运动，增强机体抵抗能力。

◎保持愉悦的心情。

◎保证充足的睡眠。

◎有任何不明原因的体重下降，请到医院做早期癌症筛查。

（作者赵亚系四川省肿瘤医院肝胆胰外科主管护师；唐小丽系四川省肿瘤医院外科中心总护士长、副主任护师，中华医学会肠内肠外营养学分会护理学组副组长，四川省护理学会康复专委会副主任委员）

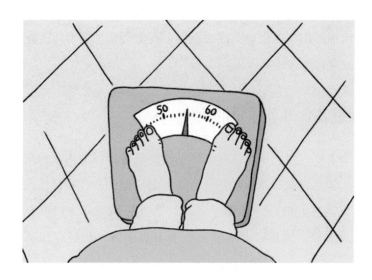

在大多数人的认知中，癌症意味着死亡，致使谈癌色变。很多患者在得知自己患病之后，心理防线就坍塌了。正确认识癌症患者的心理反应，能帮助患者更好地树立治疗信心，主动配合治疗。

癌症患者的心理反应类型与自身个性心理特征、病情严重程度以及对癌症认识程度有关。当得知自己患癌后，其心理反应可分为五个阶段：否认期、愤怒期、妥协期、抑郁期、接受期。

否认期

"不可能！不是我！一定是弄错了！"当患者看到检验报告或被告知患了癌症，霎时方寸大乱、头脑一片空白，甚至出现昏厥。此时，患者对诊断结果极力否认，辗转不同的医院、不同的医生反复咨询，期望听到不同的声音。这种心理实际上是患者的自我保护性反应，患者往往没有意识到自己在回避。

愤怒期

当患者的各种否认、逃避都不能改变诊断结果时，其心理会产生愤怒情绪，怒上天之不公，为什么患病的是自己，其中还包含着各种各样的恐惧，如对疼痛的恐惧、对疾病的恐惧、对死亡的恐惧、对离开亲人的恐惧等。患者会出现易怒、呼吸急促、血压升高、哭泣等。

妥协期

患者经历了初患病的各种痛苦体验后，已接受事实，

正确认识癌症患者的心理反应

邹秀琼

殷利

但总是幻想奇迹会发生在自己身上，希望马上有人发明特效抗癌药，希望自己的主管医生外出学习能带回治疗疾病的新方案。这样的心理反应可以支持患者继续与疾病做斗争，改善焦虑和恐惧，并且能够接受别人的建议，有很好的遵医行为。

抑郁期

手术、化疗、放疗、各种偏方，能用的方法都试过了，但均不能达到患者的期望值，甚至病情还在不断恶化以及出现各种各样严重的并发症，难忍的疼痛，这些都会让患者逐渐丧失治疗的信心，不愿再听人劝说，最终出现焦虑、悲观、不遵医嘱现象，甚至产生自杀念头。

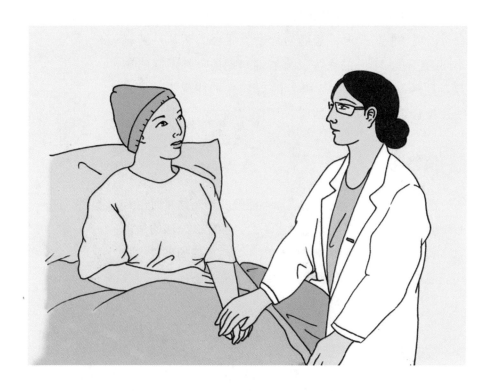

接受期

患者终于接受现实，消极应付治疗，眼神空洞，少言寡语或者"交代后事"。当病情发展到晚期，患者只是专注于自己的症状，对周围的一切不再关心。

（作者邹秀琼系四川省肿瘤医院主管护师；殷利系四川省肿瘤医院头颈放疗二病区护士长、副主任护师，西部放射治疗协会放射肿瘤护理专委会委员）

参考文献

[1] 许燕.癌症患者及其家属心理状态与需求的调查 [J].中华护理杂志, 1999, 34（7）: 42-43.

[2] 鲁淑君, 李启方.癌症患者的心理特点及护理 [J].实用全科医学, 2007, 5（1）: 94.

[3] 刘红霞.住院癌症患者的心理特征及个性化护理 [J].临床医学, 2011, 31（8）: 121-122.

[4] 张惠兰.肿瘤护理学 [M].天津: 天津科学技术出版社, 2000.

别让尼古丁的『温柔』眷顾你

大家好，今天给大家讲一个小故事。故事的主人公叫老李，是一名老烟民，抽了数十年的烟，按他原来的话说："宁可食无肉，不可没烟抽。"有一天，同事递给他一支烟，老李说："戒了。"更让人诧异的是，老李不止戒了烟，酒也戒了，甚至连一切应酬都推脱掉了。以前不大喜欢运动的老李，竟然还"迷恋"上了晨跑。是什么原因促使老李发生这一系列转变呢？原来老李查出患上了肺癌，但这一系列转变，为时已晚，半年后，老李去世了。

每个人都知道吸烟有害健康，但我们今天不说吸烟的危害，而是来跟大家聊聊"戒烟"的性价比。

"省命"

生命从来都不是一场速度赛。香烟里含有93种明确有毒物质，其中有78种是明确致癌物，比如亚硝胺以及多种放射性同位素……每一分钟，生命都在消耗，而吸烟会加速生命消耗。30%的癌症与吸烟有关，香烟的致癌性简直可以从头到脚。

除了癌症，吸烟还增加了其他疾病的发生率。如心血管疾病，在我国因心血管疾病猝死的30～44岁青壮年中，46%与吸烟有关；慢性阻塞性肺疾病，全世界每年超过300万人死于慢性阻塞性肺疾病，其中120万人是由吸烟导致的。

科学家统计证明，戒烟越早，效果越好。

24～34岁戒烟，平均多活10年；

35～44岁戒烟，平均多活9年；

45～54岁戒烟，平均多活6年；

唐丽琴 王玉玉

55～60 岁戒烟，平均多活 4 年。

为了在烟火人间多走走看看，享受这个太平美满的日子，戒烟是很有必要的，且势在必行。

"省钱"

一盒香烟按照 20 元，一天一盒来计算：戒烟半年可以换台液晶电视机，戒烟一年能买一个高端手机，戒烟三年能去一趟欧洲游……还有你知道抗癌治疗费有多贵吗？抗癌药有多贵吗？一次的住院治疗费可以买辆不错的车，这笔钱足够作为小本买卖的启动资金，还可以在成都等城市按揭买一套房。

"省颜"

假如你觉得抽烟很帅气，那真的大错特错。长时间抽烟可引起脸色暗沉、黄牙、脱发、长皱纹、唇色发黑……

让爱增值

二手烟，亦称被动吸烟、环境烟草烟雾，是指由卷烟或其他烟草产品燃烧端释放出的经由吸烟者呼出的烟草烟雾所形成的混合烟雾。在我国约有 7.4 亿人成为被动吸烟群体，超过 10 万人死于二手烟；三手烟是指吸附在头发、衣服、家具等物体上的香烟有害物质，也严重威胁着周围人群的健康。

所以，戒烟能保护周围人群的健康，让爱增值！

道理虽然都懂，但戒烟还是很难，或者刚开始还能坚持，但一看到别人抽烟，自己也就把持不住了，那是因为你对抗的是一个大恶魔——尼古丁。

尼古丁只需要几秒就可以到达大脑。

要打败这个大恶魔，还真是不容易，它需要我们周围的亲人、朋友、同事等一起来帮忙，当然更离不开医务人员的劝诫、干预、治疗。

因此，个人的意志加上亲友的支持，是戒烟最有效的手段！

（作者唐丽琴系四川省肿瘤医院腹部放疗一病区护士长、主管护师，西部放射治疗协会放疗护理专委会委员，西部放射治疗协会理事；王玉系简阳市人民医院护师）

参考文献

[1] 储光明 . 高血压住院患者病因及危险因素分析 [J]. 继续医学教育，2016，30（2）：97-98.

[2] 万克群 . 诱发心源性猝死的原因及可预见性护理分析 [J]. 当代护士（上旬刊），2017，（8）：18-20.

[3] 李慧杰 . 尼古丁代谢系统相关基因多态性及其他因素与戒烟成功关系的研究 [D]. 济南：山东大学，2018：1-146.

[4] 王小衡 . 警惕"三手烟"杀手 [J]. 母婴世界，2013，（5）：36-38.

[5] 刘志学 . 美国统计数据印证：癌症可预防和减少 [J]. 中国医药导报，2011，（8）：5.

癌症，非常刺眼的两个字，往往让人避犹不及，谈癌色变。致癌的因素有很多，而饮食因素也是其中之一。那到底哪些食物会致癌呢？

这些食物不要沾!

1. 酒

有大量的数据和研究证明，酒精和口腔癌、喉癌、食管癌、肝癌等肿瘤有直接的关系。最近，《柳叶刀》杂志文章显示：酒不能带来任何健康收益，适量饮酒有益的说法，根本就不存在。在酒精带来的危害面前，那一点点益处真的微不足道！那么重点来了，一定要记住，酒能不喝就不喝，一滴都别沾！

2. 发霉食物

发霉的食物，特别是在花生、玉米当中可能含有黄曲霉毒素，这是 1 类致癌物，主要危害肝脏。而且黄曲霉毒素耐高温，所以很多人认为把发霉的玉米或花生煮一下就没事了，这是不对的。只要遇到发霉的花生、玉米或者其他坚果，应该直接扔了。爱吃花生的朋友，在吃的时候要观察一下花生，如发黄就不要吃；如吃到霉变的花生，应立即吐掉、漱口。

这些食物要少吃!

1. 泡菜、腌菜

泡菜和腌菜中含有亚硝酸盐，亚硝酸盐进入体内后可

这些食物会致癌

曾
瑜

能转化为有致癌性的亚硝胺，这种致癌物会增加食管癌、胃癌和肠癌的风险。泡菜、腌菜当中的亚硝酸盐含量不是一成不变的，而是随着腌制时间呈现先升高后降低的趋势，目前认为腌制半个月左右的泡菜亚硝酸含量就比较低了。为了防腐，腌制过程中会放大量的盐，而长期高盐的饮食可能诱发食管癌、胃癌。所以，偶尔来点泡菜开开胃没问题，切记少吃一点，健康一点。

2. 香肠、火腿、腊肉等加工肉类

在外购买的香肠、火腿、腊肉等加工肉类在制作过程中常常会使用亚硝酸盐作为着色剂，使肉类颜色好看，并延长保质期。肉类是蛋白质的大本营，在腌制、存放过程中，不可避免地产生蛋白质分解产物，若又遇到添加进去的亚硝酸钠，就会产生微量的亚硝胺。另外，这类食物往往也是高盐食物，容易增加患胃癌、食管癌的风险，对高血压、冠心病等患者更是有害无益！

腊肉在熏制时还可能产生苯并芘，这也是一种明确的致癌物质，长期大量食用容易引起胃癌、肺癌、皮肤癌等。

因此，在过年过节的时候偶尔来点香肠、腊肉，过过嘴瘾就行了，不要贪多。

3. 油炸类食物

在食物油炸过程中，油脂会产生大量聚合物，其中的多环芳烃类就是1类致癌物，而且致癌性很强。而淀粉类食物（如薯片、炸薯条、油条等）经过高温加工会极大地增加丙烯酰胺的含量，丙烯酰胺为2类致癌物，也有可能致癌。每个人的体质都不一样，并不是吃了就一定会患癌，但是吃多了、长期吃会增加患癌风险。为了健康，少吃油炸食品。

4. 槟榔

槟榔致癌的主要因素：粗纤维长期磨损口腔黏膜，形成溃疡和病变，久而久之发展成癌症；槟榔中的槟榔碱，在口腔中可以被细菌分解出一

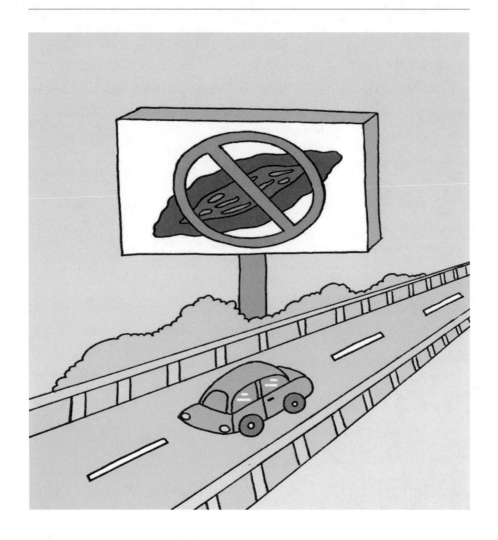

些亚硝胺类物质，具有致癌性。而且，长期嚼食槟榔具有成瘾性，很难戒掉。

　　最好的防癌秘方：均衡饮食，合理选择！规律作息，不要熬夜！适当运动，控制体重！关注健康，定期体检！

　　（作者曾瑜系四川省肿瘤医院主治医师、成都市抗癌协会肿瘤营养与支持治疗专委会委员）

参考文献

GBD 2016 Alcohol collaborators. Alcohol use and burden for 195 countries and territories, 1990–2016: a systematic analysis for the Global Burden of Disease Study 2016 [J]. Lancet, 2018, 392 (10152): 1015–1035.

随着对营养学与肿瘤学的深入研究，营养与肿瘤之间的关系正逐步被大家认识。据研究显示，结直肠癌与不良饮食习惯相关率达 38.3%，主要是由于全谷物、奶制品摄入不足，加工肉、红肉摄入过量导致；口腔癌、咽癌和喉癌与不良饮食相关率达 25.9%，与奶制品和蔬菜摄入不足有关。因此，形成合理的饮食习惯，合理地选择和食用食物能大大降低肿瘤的发生。那我们该如何吃呢？

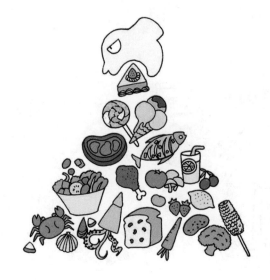

遵照"手掌法则"，筑牢防癌健康基础

为方便大家记忆，今天讲解一下简单的修改版"手掌法则"，遵照"手掌法则"饮食，可以帮助人们打造健康的体魄，为防癌打下基础。

主食：1 天 5～8 拳头（1 拳头是指熟食体积，约等于50 克生主食）。

预防肿瘤从『吃』开始

熊竹娟

肉食：1天1掌心大、小指厚水产类肉食（约75克），2指宽、食指厚禽畜肉（约50克）。

蔬菜：1天1捧蔬菜（1捧约500克。含淀粉多的土豆、藕、红薯等应算到主食里）。

水果：1天1拳头（1拳头约250克）。

大豆坚果：1天1小把（约25克）。

蛋奶：1天1盒牛奶（约250毫升）、0.5个或1个鸡蛋（约50克）。

油：1天最多3汤匙植物油（约30克）。

盐：1天1啤酒盖（约5克）。

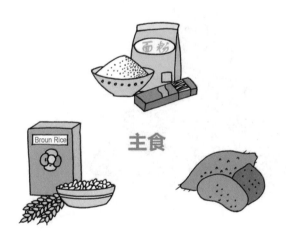

特别提醒：这是修改后的"手掌法则"，但糖尿病患者的主食进食量应减少，不按照以上推荐量摄入；同时以上进食量是按照体重约60千克、一般活动量的健康成年人需求量所推荐；进食量是以自己的手为标准，大家还应根据自己的实际情况包括体重、活动量、年龄等进行增减。年龄大、活动量少、减重者或体重低于该标准的可适当减少。"手掌法则"只是一个简单的估算方法，并不完全准确。

做好"加减法"，掌握防癌健康"食谱"

1. 防癌应减少或避免食用的食物

高油、高胆固醇食物（如荤油、动物内脏），烟熏、腌制、加工类食物（如腊肉、香肠），霉变食物（如发霉的花生），高能量高糖类食物（如零食、甜食、甜饮料），油炸类食物（如炸薯条），酒等食物。

长期过多摄入这些食物使致癌因素蓄积从而诱发癌症，因此建议减少或避免食用。当然，这类食物（除霉变食物）也并非洪水猛兽，毕竟它们的存在让食物的口味和口感更加多样化，少量摄入，不至于对身体造成巨大伤害，不必恐慌。

2. 防癌可适当食用的食物

防癌可适当增加食用全谷物、蔬菜、水果，如燕麦、杂豆、十字花科蔬菜、深绿色及黄色果蔬、菌类等，这类食物含有较多的膳食纤维、维生素、多糖、抗氧化成分，有利于肠道健康、细胞修复等；适量摄入优质蛋白，如蛋、奶、鱼禽类、豆腐等，有利于维持机体正常新陈代谢、物质运输，防止营养不良，其中，大豆中含有黄酮类化合物，可减少某些癌症的发生；含有多酚、杂环类物质等抗癌成分的绿茶和黑咖啡也可以适量饮用，但不是所有人都适合喝茶和咖啡，具体请咨询医生或营养师。特别注意的是，水果不要过量，果汁不能替代新鲜水果。

（作者熊竹娟系四川省肿瘤医院临床营养科转化研究部主任、副主任医师，中国临床肿瘤学会肿瘤营养治疗专家委员会委员，四川省预防医学会医院临床营养分会常委）

参考文献

ZHANG F F, CUDHEA F, SHAN Z, et al. Preventable Cancer Burden Associated With Poor Diet in the United States[J]. JNCI Cancer Spectr, 2019, 3（2）: pkz 034.

脖子上长包须重视

在我国，每分钟有 7 人确诊患癌，按照身体部位可分为头颈部肿瘤、胸部肿瘤、腹部肿瘤、肢体肿瘤等。而头颈部所发生的肿瘤，其原发部位和病理类型之多，居全身肿瘤之首。

脖子，一个非常重要的位置

脖子是控制我们中枢大脑血管神经的必经之路，影响我们吃饭、说话、睡觉、呼吸等。因此，脖子有着"一夫当关，万夫莫开"的说法。头颈部肿瘤多以"脖子长包"开始，大家不妨多摸摸脖子，关注脖子有没有长包。

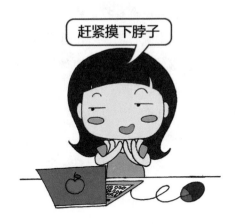

头颈部重要器官解剖关系复杂，治疗方法各异。早发现、早诊断、早治疗，让肿瘤远离你。

什么是颈部包块?

李

超

颈部包块在临床上较为常见，表现为单个或多个明显肿大的包块，由于颈部特殊的解剖关系，肿块的病因复杂，涉及多个临床学科，所以给诊治造成一定的困难。主要分为三类：

淋巴结肿大

第一类是淋巴结肿大，多发于脖子两侧。

淋巴像血液一样流经全身各大部位。

通常淋巴结肿大是在身体其他器官拉响警报时出现，可以是良性疾病如炎症，包括口腔颌面、咽喉部急性炎症引起的颈部淋巴结肿大；也可以是恶性即癌症，大多是淋巴结转移性癌症表现，如鼻咽癌、舌癌等，也有肺癌、胃癌等常见癌症。

先天发育异常

第二类是先天发育异常，是指胚胎时期组织未退化、闭合或者退化不全所致，随着年龄增长脖子逐渐形成包块，如甲舌囊肿、腮裂囊肿等。囊内分泌物潴留或并发感染，囊肿可破溃形成瘘管，出现脖子流脓溢液，经久不愈。

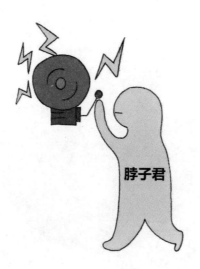

脖子君

甲状腺肿块

第三类是甲状腺肿块，包括我们俗称的"大脖子病"。

表现为颈前有肿块，一般发于脖子正前方，伴有或者不伴有甲状腺功能紊乱和局部压迫症状。

什么是甲状腺功能紊乱呢？一般指甲状腺功能亢进和甲状腺功能减退。甲状腺功能亢进可能出现烦躁、心悸、多汗、易于激动、手抖等症状，精神疲惫、乏力、畏寒等均可能是甲状腺功能低下症状。此外，甲状腺结节中 5%～15% 可能是恶性，并且甲状腺癌是女性常见的恶性肿瘤，需要加倍警惕！

那到底该怎么区分甲状腺肿块是良性还是恶性？

肿块的良恶性并不是以肿块大小或者有无疼痛来判断，而是应该通过做彩超引导下的细针穿刺或者是把肿块切下来病理检查来明确是良性还是恶性。

良性病变包括炎性病变、先天畸形、良性肿瘤等，恶性肿瘤包括原发颈部恶性肿瘤及转移性肿瘤。

◎ "7" 规律

头颈外科领域里有个"三个七"法则，能更好帮助您辨别包块与癌症

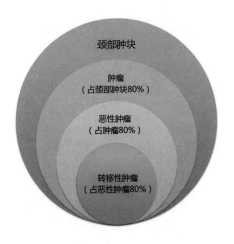

的区别。

发病七天的或许是炎症。

发病七个月的可能是恶性肿瘤。

发病七年的多半是良性肿瘤。

（作者李超系四川省肿瘤医院主任医师、头颈外科中心主任，中国抗癌协会肿瘤整形专委会副主任委员，中国医药教育协会头颈肿瘤专委会副主任委员）

肝癌重在预防

　　肝脏在人体中有着十分重要的作用，包括解毒、代谢、分泌胆汁、造血和储血调节血循环、免疫防御、再生、制造凝血因子等功能，而肝癌被称为"癌中之王"。

肝癌的症状

　　◎腹痛：肝癌早期没有明显症状，大多人首发症状腹部疼痛，夜间或劳累后加重，休息及药物难以控制和缓解。

　　◎消化道症状：食欲不振，饭后饱胀、恶心、呕吐。

　　◎皮肤症状：约有 1/3 的病例在发病过程中出现黄疸及皮肤瘙痒等症状。

　　◎腹水：肝功能受损，白蛋白合成减少，血浆胶体渗透压下降或门静脉高压致细胞内外水液代谢失衡，细胞内的水液向细胞外流失而形成。

　　◎其他症状：如腹部包块、消化道出血等。

肝癌的发病因素

　　◎病毒性肝炎：80%～90% 的肝癌患者都有乙型肝炎感染病史。

　　◎肝癌家族病史。

　　◎长期酗酒：可损伤肝细胞及导致营养不良，酒精中毒还可导致酒精性脂肪肝，患酒精性肝炎时肝巨噬细胞减少可增加肝细胞癌变的发生。

　　◎环境及饮食：亚硝胺类食品、黄曲霉毒素、饮水污染、药物等。

余佳秀　张丽霞

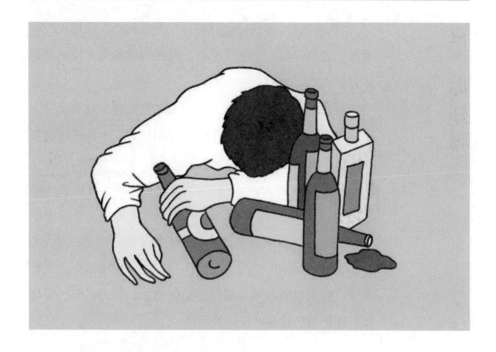

早期体检很重要

◎肝癌重在预防和早期发现。

◎接种疫苗、饮食均衡干净、慎用药物、戒烟戒酒、勤锻炼、保持愉悦的心情。

◎早期发现，每年做一次体检，有乙肝、丙肝等病毒性肝炎患者应半年检查一次。患者应遵医嘱服用抗病毒药物。

◎检查项目：甲胎蛋白＋肝脏 B 超。

随着医疗水平的发展，肝癌逐渐由"死神来了"的疾病演变成可防可控的慢性病。当身体发出异常信号时，应及时到正规医院就诊。

（作者张丽霞系四川省肿瘤医院肝胆胰外科护士长、副主任护师；余佳秀系四川省肿瘤医院肝胆胰外科护士、主管护师）

胃，你好吗

"人食五谷，自生百病"。胃，是容纳"人间烟火"最重要的容器，每一个热爱生活、追逐美食的人都可能会遇到胃部不适。

好在绝大部分人的胃部不适（如胃炎等）对身体并无大碍，但就这样的小警示不关心、不注意，一如既往的任其发展，就有可能由胃炎发展为恶性肿瘤——胃癌。

由于饮食及生活习惯的特点，东亚地区为胃癌的高发区域。总体而言，我国胃癌的发病率是欧美发达国家的4～8倍，在国内所有恶性肿瘤中居第2位，并且在国内的分布有着区域集中的特点。近年来，随着生活压力、饮食习惯、环境等的改变及慢性感染的增加，我国胃癌的发病率有逐年增加且呈年轻化的趋势。

要想打败它，必先了解它。那么，什么是胃癌？

癌症的发展恰如水滴石穿，不是一蹴而就的，要经历漫长的演变过程，长达十数年至数十年。从一开始的慢性浅表性胃炎，逐渐发展成慢性萎缩性胃炎，当伴随中重度的肠化生、异型增生时称之为癌前病变，最终发生胃癌。但一旦发展为早期胃癌，这畸形的"怪兽"在缺少监管时就会进入快速生长期，从早期胃癌到进展期胃癌只需1～2年甚至几个月的时间，这段时间就是生存和死亡的界限。进展期胃癌的患者即使接受了正规外科手术的综合治疗后，5年生存率仍然低于30%；而大部分早期胃癌通过简单的内镜下手术即可获得根治，5年生存率超过90%。

因此，恶性肿瘤虽然可怕，但提前预防、早期发现，可将癌症拒之门外！

李睿

胃癌早期征兆

饮食后胃胀、消化不良、恶心、胃灼热、食欲减退，这些是早期胃癌可能会出现的症状。如果在一段时间内，反复或者频繁地出现上述一种或者多种症状时，就是在提醒你，身体出状况了。

此外，随着病情发展，还有可能出现如下症状：

◎黑便或大便隐血试验阳性。胃癌还在早期阶段时就可能伴有肿瘤或者黏膜出血，但由于出血量较少，患者往往难以观察到明显的大便发黑，只有当出血量较大时才可能出现呕血或黑便。当仅仅只有少量的上消化道出血时，可以通过胃镜检查或者大便隐血试验发现。

◎既往"胃病"发生的规律改变。很多人都可能会有"胃病"，包括消化不良、胃部疼痛、肿胀等不适症状，并且会在外界因素诱导下发作，如不规律饮食、刺激性饮食或者过量饮酒等。80% 以上的早期胃癌患者会出现上腹部肿胀不适甚至疼痛，如果没有明确的外界因素诱导原有的胃痛性质和规律发生了改变就需要格外警惕。尤其是如果这种"胃病"经过 1～4 周的常规对症治疗仍没有明显好转时，一定要就医查明病因。

◎不明原因消瘦。导致机体消瘦的原因多种多样，生理性的机体消瘦，比如节食或者短期内的大量运动，病理性的也有糖尿病、甲亢等全身性疾病和长期的慢性消化系统疾病，部分恶性肿瘤包括胃癌也是不明原因消瘦的一种，具体原因只有全面检查才能准确判定。非严格意义上的消瘦的定义是 6 个月内体重下降 ≥ 5%。

◎吞咽梗阻感。胃虽然是收纳和消化的容器，也是消化系统的重要组成部分，当有肿物阻塞管腔时，就有可能出现吞咽梗阻感，这是随着病情发展之后才有可能出现的症状。

◎腹部肿物。正常的腹部柔软没有可明显触及的肿物，如果发现腹部多出了包块，应尽快就医。

◎不明原因的虚弱疲倦、长期的腹泻或便秘、眼或者皮肤变黄。此类症状可能为不典型的症状，但是在部分胃癌患者身上也可以观察到，医学并非头痛医头、脚痛医脚的局限性学科，综合性的考虑才能查漏补缺，谨防犯错。

需要做的检查项目

专业的事情交给专业的人做，对于普通人来说提前了解可能需要做的检查是必要的心理准备，那么一旦出现上述症状可能需要做的检查项目有哪些呢？

◎血常规、大便隐血检查。血液检查、大便常规及隐血检查是胃癌筛查的排头兵，以初步了解身体有无贫血及消化道出血。

◎肿瘤标志物检查。消化道肿瘤包括胃癌特有的肿瘤标记物检查，常见的包括癌胚抗原、甲胎蛋白、糖类抗原 CA72-4 等，肿瘤标记物的筛查能在一定程度上判断体内有无肿瘤及肿瘤的控制情况。

◎消化道造影。包括上下消化道造影，胃癌筛查大多采用上消化道造影，能初步辅助筛查有无胃癌及胃溃疡。

◎电子胃镜。胃镜辅助下的标本病理活检是胃癌确诊的金标准，但是部分人可能对做胃镜有抵触感，目前随着医疗技术的发展，在麻醉状态下的无痛胃镜都已普及。

胃癌的产生因素

胃癌有许多诱因，包括多种慢性感染，基因、物理、化学、生物因素。

◎感染。最常见的幽门螺杆菌，它是胃癌的 1 类致癌因子，是常见的慢性感染。我国的饮食习惯助长了幽门螺杆菌的感染，幽门螺杆菌可以通过"呼气实验"、胃镜、血液检查等方式进行检测，并且目前有成熟的根治幽门螺杆菌的方法，但是根治的同时有导致肠道菌群紊乱的风险，目前在学界尚有一定争议。此外，人乳头瘤病毒（HPV）感染对其也有一定影响。

◎饮食。我国的菜谱里往往少不了腌制、熏制的食品，腌熏食品中含有大量的亚硝酸盐和二级胺，在胃内消化液及菌类的作用下，能合成具有较强致癌性的亚硝胺类化合物。肉干、饼干、蜜饯、剩饭剩菜等，往往也含有大量亚硝酸盐，不宜过多食用。此外，精细饮食、过量饮食、不规律饮食、烫食、维生素 C 摄入过少等也是胃癌的诱因之一。

◎生活习惯。不良生活习惯，如过量饮酒、吸烟等，会刺激胃黏膜病变，产生糜烂、溃疡、息肉、腺体萎缩、异型增生等，从而增加胃癌风险。

◎职业暴露。暴露于矿尘、水泥等的职业工种有增加胃癌发生的风险。

◎身体状况。接受过胃大部切除或者胃溃疡切除，曾患胃多发性溃疡、慢性萎缩性胃炎的人群有相对高的胃癌发病率。

胃癌的高危群体

◎胃癌高发地区 40 岁以上的人群。

◎曾患有慢性萎缩性胃炎、胃溃疡、胃息肉等癌前病变患者。

◎家族里血缘亲属有患过消化道恶性肿瘤病史的人群。

◎幽门螺杆菌感染者。

◎不良生活习惯者（如嗜食腌熏食物、饮酒、吸烟、不规律饮食、过度肥胖等）。

胃癌的预防

高危群体的胃癌发病风险比普通人群高几倍，因此应格外警惕。对于恶性肿瘤而言，最好的治疗就是早发现、早治疗。

◎纠正不良饮食习惯。尽量少吃腌熏等富含亚硝胺的食物，如熏肉、火腿、咸鱼等；不食用久置隔夜的食物和发霉变质的食物；每日规律进食，减缓进食速度，不急食、不烫食、不过食，睡前不进食。

◎改变不良生活习惯。国内外多项研究中发现酒精和烟草与多种恶性肿瘤、心脑血管疾病等相关。限量饮酒、不吸烟是保持身体健康的重要基础。此外，适量运动、保持健康体重、避免过度肥胖、缓解身心压力也是减低胃癌发生的有效措施。

◎调整饮食结构。食物的多样化有利于预防胃癌，适量在精细食品中加入粗粮，摄入足够多的富含维生素 C 的水果、蔬菜，不过量食用肉类，营造合理的饮食结构。

◎早期发现。胃癌的早期发现是该病治疗的分水岭，因为早期胃癌症状隐匿和不典型，定期体检能检出早期胃癌。此外，如有上述不适症状应及时就医。

◎积极治疗相关疾病。积极治疗胃息肉、胃溃疡等疾病，也有助于预防胃癌的发生和发展。

总而言之，胃癌的预防和早期发现是在人群中降低胃癌危害的最有效措施，每个人都有责任从自身做起，健康生活，远离胃癌。

（作者李睿系四川省肿瘤医院腹部放疗一病区主治医师）

参考文献

[1] 郑荣寿, 孙可欣, 张思维, 等. 2015 年中国恶性肿瘤流行情况分析 [J]. 中华肿瘤杂志, 2019, 41（1）: 19-28.

[2] 曹毛毛, 陈万青. 中国恶性肿瘤流行情况及防控现状 [J]. 中国肿瘤临床, 2019, 46（3）: 145-149.

[3] FOCK K M, TALLEY N, MOAYYEDI P, et al. Asia-pacific consensus guidelines on gastric cancer prevention [J]. J Gastroenterol Hepatol, 2008, 23（3）: 351-365.

[4] KATO M, ASAKA M. Recent Development of Gastric Cancer Prevention [J]. Jpn J Clin Oncol, 2012, 42（11）: 987-994.

[5] PASECHNIKOV V, CHUKOV S, FEDOROV E, et al. Gastric cancer: Prevention, screening and early diagnosis [J]. World J Gastroenterol, 2014, 20（38）: 13842-13862.

[6] GONZÁLEZ C A, AGUDO A. Carcinogenesis, prevention and early detection of gastric cancer: where we are and where we should go [J]. Int J Cancer, 2012, 130（4）: 745-753.

[7] YUSEFI A R, BAGHERI LANKARANI K, BASTANI P, et al. Risk Factors for Gastric Cancer: A Systematic Review [J]. Asian Pac J Cancer Prev, 2018, 19(3): 591–603.

[8] HWANG J H. Understanding Gastric Cancer Risk Factors: We Need to Close the Gap [J]. Gut Liver, 2018, 12(1): 1–2.

偏爱『名人』的肿瘤——胰腺癌

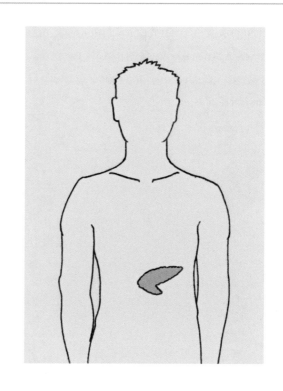

多年来，一些名人因罹患胰腺癌离世，胰腺癌也因其"名人效应"逐渐为大众所熟知。胰腺癌发生与多种不良因素有关，如长期大量的烟、酒、咖啡、高脂饮食，同时糖尿病及慢性胰腺炎患者的癌变率往往较高，然而其病因至今尚不明确。

胰腺癌可发生在胰腺的任何部位，以胰腺头部最为常见，其余为体部和尾部；作为恶性程度高、病情进展迅速、治疗难度大、生存率极低的"癌中之王"，早期确诊率极低，这与胰腺特殊的解剖位置密切相关。

胰腺深居腹腔核心地带，被相邻的胃、十二指肠、肝、胆囊、脾、肾、横结肠等器官严密包绕。因此，早期胰腺癌在其尚未侵袭到周围组织时，常因无特殊症状而难以被

刘爱祥

发现；等到出现典型的中晚期症状时，往往已错失最佳治疗时机。

虽然胰腺癌的早期症状不具有特异性，但只要足够重视，也可以被发现。胰腺癌的早期诊断意义重大，无论患者本人还是家属都应该积极关注。

◎腹背痛

早期往往无法确切感知具体部位与疼痛程度，"时不时出现前胸贴后背的不舒服感"。随着病情进展，疼痛逐渐频繁、加重，往往需要改变身体姿势、按压腹部方能缓解。

◎消瘦

因为胃口不佳、餐后腹部饱胀不适、消化不良、腹泻等出现体重明显下降，因其偶伴有恶心、呕吐症状，早期易被当作"胃病"治疗，而延误病情。

◎黄疸

发生于胰腺头部的肿瘤，早期可因压迫胆管并阻碍胆汁排出，而出现巩膜黄染、尿液颜色加深、大便变白等。随着病情进展，眼部巩膜至全身皮肤黄染加重，小便浓如茶水，大便白如陶土，还会出现进行性周身瘙痒。但早期局限于胰腺体部或尾部的肿瘤一般无此症状。

另外，肿瘤进展压迫胰管，会导致慢性胰腺炎患者病情的反复不愈；肿瘤破坏胰腺组织，会导致糖尿病患者出现近期无诱因的病情加重、血糖控制不佳；部分患者还会因为疼痛、消化不良、体重下降、烦躁失眠，变得焦虑不安、精神欠佳。

一旦出现这些早期迹象，切忌心存侥幸，务必积极及早就医。胰腺癌的治疗原则首选手术，再配合放化疗、生物免疫治疗和中医治疗，将会大大延长患者的生存时间。

（作者刘爱祥系四川省肿瘤医院肝胆胰外科副主任医师）

意外发现的胆囊癌

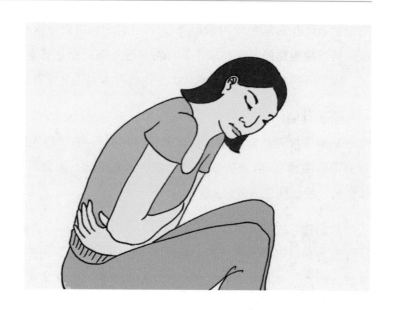

"医生，我只是因为胆囊结石切了胆囊，怎么就变成胆囊癌了呢？"

"什么是胆囊癌？"

常有胆囊切除术后发现胆囊癌的患者到医院就诊，患者和家属基本上都带着多多少少的疑问。

胆囊癌是胆道系统最常见的恶性肿瘤，占胆道恶性肿瘤的80%以上，是常见的消化道系统肿瘤。胆囊癌较隐匿，早期临床表现多无特异性，常被诊断为胆囊炎或胆囊结石。胆囊癌恶性程度较高，易浸润局部组织、侵犯血管和淋巴系统，早期确诊率低。目前，国内胆囊癌发病率有增高的趋势，但早期确诊率不足五分之一。

什么是意外胆囊癌？

胡

勇

意外胆囊癌是指术前考虑诊断为胆囊良性疾病（以

胆囊结石、胆囊息肉最为常见），在术中或术后经病理检查确诊为胆囊癌，又称偶发性胆囊癌、机遇性胆囊癌或亚临床性胆囊癌。

发现意外胆囊癌后怎么办?

目前，再次行根治性手术仍是首选治疗。据统计，意外胆囊癌占所有胆囊切除病例的 0.5% 左右。与术前已诊断的胆囊癌比较，意外胆囊癌通常病理分期较早，预后较好。我们常根据术后病理分期、进一步影像学评估以及患者身体状况制订治疗方案，多数患者需要再次接受胆囊癌根治手术。鉴于胆囊癌为高度恶性肿瘤，若条件允许都应积极尽早就医治疗。

意外胆囊癌常见于哪些胆囊疾病患者?

根据近些年治疗意外胆囊癌患者的经验，以下 10 类人群应当引起重视：
◎高龄女性胆囊结石患者。
◎多年胆囊结石伴反复发作胆囊炎患者。
◎充满型胆囊结石者。
◎瓷化胆囊患者。
◎局部胆囊壁增厚患者。
◎胆囊萎缩患者。
◎胆囊结石伴息肉样病变患者。
◎单个胆囊息肉＞1 厘米患者。
◎ Mirizzi 综合征患者（由胆囊管或胆囊颈部较大结石压迫胆总管或肝总管导致病情迁延，发生肝总管狭窄、慢性胆管炎、阻塞性黄疸等特征的临床综合征）。
◎保胆取石术后患者。

（作者胡勇系四川省肿瘤医院主任医师、四川省抗癌协会肝癌专委会委员、四川省肿瘤学会肝癌专委会委员）

据 2017 年《中国肿瘤登记年报》显示，乳腺癌居我国女性恶性肿瘤发病率首位，每年新发病例约 27.89 万，并以每年 2% 左右的速度增长，可见乳腺癌已成为对我国女性健康威胁较大的恶性肿瘤。

为何称乳腺癌为"女性杀手"？

大家可知我国肿瘤发展趋势？主要肿瘤死因：肺癌、肝癌、胃癌、食管癌、结直肠癌、乳腺癌、胰腺癌。前 10 位恶性肿瘤发病率，肺癌居首位，其次为乳腺癌、胃癌、肝癌和食管癌。男性发病率和死亡率最高的是肺癌，女性发病率和死亡率最高的是乳腺癌。

死亡率和标化死亡率及其构成呈明显下降趋势的是，上消化系统癌症、宫颈癌、鼻咽癌等。死亡率和标化死亡率及其构成呈明显上升趋势的是与环境生活方式相关的肺癌、肝癌、结直肠癌、乳腺癌、膀胱癌等。我国与美国女性人群中恶性肿瘤发病率与死亡率比较，乳腺癌是困扰两国女性的首位癌种。

哪些人容易患乳腺癌？它的高危因素有哪些？

乳腺癌的病因尚未完全清楚，研究发现乳腺癌的发病存在一定的规律性，具有乳腺癌高危因素的女性容易患乳腺癌。主要有以下几种：

1. 经济

乳腺癌的发病与经济发展水平呈正相关。我国不同地区的乳腺癌发病率也不一样，经济发达地区高于经济欠发

乳腺癌那些不为人知的秘密

马家宝 邢雪燕 杜方

达地区，城市高于农村。

2. 月经、生育、婚史

月经初潮小于 12 岁，闭经大于 55 岁，初产年龄大于 30 岁，独身、晚婚、晚育、哺乳时间短，甚至不哺乳、不生育、反复做人工流产手术等。

3. 家族病史

乳腺癌患者中有 5%～10% 是由遗传引起，最典型的 *BRCA1*、*BRCA2* 突变基因，携带突变的 *BRCA1*、*BRCA2* 妇女，终生的乳腺癌发生风险分别为 36%～87%、45%～84%。

4. 激素

长期服用外源性雌激素，乳腺癌属于性激素依赖性肿瘤，乳腺上皮细胞过早处于较高浓度的雌激素环境中，会增加癌症的形成风险。

5. 超重和肥胖

绝经前后妇女肥胖和低水平体育活动，是影响乳腺癌发病的危险因素。BMI 值越高，患乳腺癌的风险越高（BMI 正常范围为 18.5～23.9 kg/m^2，24～27.9 kg/m^2 为超重，28 kg/m^2 以上为肥胖）。脂肪增加会影响初潮年龄，可使雄激素转化成雌酮、增加垂体释放催乳素、增加肠道内胆盐量、影响菌群比例。

6. 生活方式

不良生活习惯（高脂饮食、饮酒、吸烟及长期被动吸烟、夜班族）、情绪压抑、流产史、口服避孕药大于 6 个月、胸罩穿戴过紧及时间过长等。

7. 精神因素

精神压力过大、情绪不稳、忧郁、过度紧张等导致内分泌失调、机体免疫力下降。

如何自我检查？

1. 举起双臂，观察双乳房外形、皮肤、乳头、轮廓有无异常；对着镜子，双手叉腰，观察双乳房外形、轮廓有无异常。

2. 仰卧平躺，肩部稍垫高，举起双手臂，用手触摸对侧腋下、乳房尾叶有无肿块；用手触摸双侧乳房，顺时针移动检查，按外上、外下、内下、内上、腋下顺序，尽量覆盖所有区域，轻压感觉皮肤下的改变，重压感觉深部乳房组织的改变。

3. 用拇指和食指挤压乳头检查，正常情况为无分泌物流出。若有分泌

乳房自查适合时间：
每次月经期后一星期内

进入更年期妇女：
每个月的第一日或自定某一日自我检查乳房一次

18~39 岁：
每月一次乳房自我检查，
3 年一次健康体检

40 岁以上：
每月一次乳房自我检查，
每年一次健康体检和乳腺钼靶检查

乳腺癌严重高危因素者（有家族史、既往史、不典型增生病史等）：
每月一次乳房自我检查，
每 4~6 月一次医生体检

X 线检查乳房：
是现今全世界公认的最重要的乳腺癌筛检工具。一般建议 40 岁以上无症状女性应定期做 X 线检查；小于 40 岁的女性，必要时可考虑做乳腺超声、X线、磁共振或细胞学检查等，这些都是非常重要的诊断工具

物流出，如呈透明或白色，无须紧张，属正常情况；如呈铁锈色或脓性，则为不正常，需及时就医做相关检查。

此外，肿块有好坏之分。"好的"肿块称为良性肿瘤，或者不是肿瘤，例如乳腺纤维瘤是最常见的良性肿瘤，纤维增生、乳腺炎等有时也会摸到肿块。触摸到的乳房肿块中，80% 以上为良性。"坏的"才是癌，但是好是坏，最终需要通过病理检查确诊。

出现以下症状应重视：乳腺新发结节、乳头溢液、乳头糜烂、乳头回缩、乳房皮肤凹陷、绝经后乳腺疼痛等。

该如何预防？

预防乳腺癌，应做好三级预防措施。

一级预防（病因预防）

牢记十大实用小知识：

1. 早睡早起、不熬夜，每天运动 1~2 小时，少生气、心胸开阔、保持乐观的心态。

2. 每天佩戴胸罩的时间控制在 12 小时以内，切忌过紧、过松。

3. 应避免药物滥用，不使用激素类化妆品或保健品。

4. 四忌：忌粗暴性生活、忌多次人工流产、忌过多刺激乳房、忌乳房不够洁净。

5. 适时结婚、育龄生育、母乳喂养等。

6. 严格控制体重，控制脂肪的摄取。

7. 应尽量避免不必要的 X 线检查或治疗，尽量不要接触放射源。

8. 戒烟控酒，少吃高脂高盐高糖高能食品，服用维生素 D，多晒太阳，促进机体合成维生素 D。

9. 及时治疗乳腺的良性疾病（如块型乳腺增生、乳头状瘤、囊性增生症等），定期随访。

10. 有乳腺癌基因的或患癌风险高的患者，可遵医嘱用药物预防。明确存在乳腺癌基因的患者，可选择预防性乳房切除。

对于尚未患病的患者，一级预防尤为重要！

二级预防（三早预防）

早发现、早诊断、早治疗。

定期自查：关注内衣上有无污渍，乳房形态有无变化，乳房及腋下有无包块。

定期普查：根据自身年龄、身体情况，遵医嘱做乳腺彩超、乳腺钼靶、乳腺磁共振等检查。早发现、早治疗，可以提高乳腺癌整体治疗效果，部分患者可以免除乳腺切除、腋窝清扫，甚至不需要化疗、放疗。

三级预防（对症治疗）

延长寿命、提高生活质量。

对已经确诊为乳腺癌的中晚期患者，根据现代的治疗理念，进行以分子分型为依据的精准个体化、综合性治疗（选择适合的手术治疗、化学治疗、放射治疗、内分泌治疗、靶向治疗、免疫治疗、中医药治疗等），可以提高患者的生存质量、减轻痛苦、延长寿命。

（作者杜雪方系四川省肿瘤医院护师；邢燕系四川省肿瘤医院副主任护师、西部放射治疗协会第二届理事、西部放射治疗协会第一届放射肿瘤护理专委会委员；马家宝系四川省肿瘤医院副主任医师、中国医药教育协会肿瘤放射治疗专委会委员、四川省抗癌协会乳腺癌专委会青年委员）

当前，乳腺癌已成为威胁女性身心健康的"杀手"之一，中国也成为乳腺癌发病率增幅最大的国家之一，当前中国每年新发乳腺癌 27.89 万例、死亡 6.6 万例，形势不容乐观。哪些人群易患乳腺癌呢？来看看下面的这些危险因素。

◎乳腺癌有明显的家族遗传倾向，流行病学调查发现，5%～10% 的乳腺癌是家族性的。一级亲属（母亲或姐妹）患有乳腺癌，那么本人患乳腺癌的风险比一般人增加 2 倍，且发病的年龄越年轻（＜50 岁），亲属中患乳腺癌的危险越大。

◎乳房越致密发生乳腺癌的风险越高。乳房的致密程度一般与遗传有关，当然生育情况、药物和饮酒也会对乳房的致密程度产生影响。

◎初潮年龄小、绝经晚的女性发生乳腺癌的风险明显增高。初潮年龄小于 12 岁的女性比 14 岁以上初潮年龄的女性患乳腺癌的风险增加 20%。这些都与体内雌激素水平高有关，因此，接受激素替代疗法的女性乳腺癌的发病风险也会增加。

◎肥胖与乳腺癌的发病密切相关。肥胖者乳腺癌的发生率高于正常女性 3 倍，因为脂肪堆积过多，雌激素的生成便增加，多余的雌激素被脂化后贮存在脂肪组织内，并不断释放进入血液，对乳腺组织产生刺激。绝经后女性体重每增加 10 千克，其患乳腺癌的危险度增加 18%。

有研究发现，每日饮入 5～10 克的酒精不等，乳腺癌发病危险度增加 15%，每增加 10 克酒精的摄入，危险度增加 10%。需注意的是，平时没有饮酒习惯，偶尔一次性过量饮酒同样会增加乳腺癌的发病风险。

哪些人群易患乳腺癌

杨婧
唐小丽

曾经暴露在电离辐射环境的女性，特别是在发育年龄接受电离辐射，乳腺癌的发病风险会增加。如接受过胸部放射治疗等。

长期处于抑郁状态，或遇到重大的生活打击会增加乳腺癌的发病概率。身体受不良情绪刺激，生命节律发生紊乱，神经内分泌系统功能失调，导致内环境失衡，免疫力下降，导致胸腺生成和释放的胸腺素减少，淋巴细胞、巨噬细胞对体内突变细胞的监控能力及吞噬能力下降，容易发生癌肿。

以上情况您是否存在呢？相信您现在应该明白该去改变哪些不良的生活习惯让自己更健康了吧！还有，定期体检是您不错的选择。

（作者杨婧系四川省肿瘤医院乳腺外科中心二病区护士长、主管护师，国际淋巴水肿治疗师，成都护理学会人文护理专委会常委；唐小丽系四川省肿瘤医院外科中心总护士长、副主任护师，中华医学会肠内肠外营养学分会护理学组副组长，四川省护理学会康复专委会副主任委员）

参考文献

[1] 邵志敏, 沈镇宙, 徐兵河. 乳腺肿瘤学 [M]. 上海: 复旦大学出版社, 2018.

[2] 陈万青, 郑荣寿. 中国女性乳腺癌发病死亡和生存状况 [J]. 中国肿瘤临床, 2015, 42（13）: 668-674.

[3] 陈永胜, 朱健, 张永辉, 等. 启东市 2001-2007 年女性乳腺癌患者的生存率分析 [J]. 中华乳腺病杂志, 2011, 5（1）: 12-17.

[4] Collaborative Group on Hormonal Factors in Breast Cancer.Breast cancer and hormone replacement therapy: collaborative reanalysis of data from 51 epidemiological studies of 52705 women with breast cancer and 108411women without breast cancer[J]. Lancet, 1997, 350（9084）: 1047-1059.

[5] Cui X H, Dai Q, Tseng M, et al. Dietary patterns and breast cancer risk in the Shanghai breast cancer study[J]. Cancer Epidemiol Biomarkers Prev, 2007, 16（7）: 1443-1448.

乳腺增生为女性常见疾病，而多数女性朋友对乳腺增生的认识有很多疑惑，针对部分代表性问题来为大家答疑。

疑问1：乳腺增生导致的乳房不适，一定与月经周期有关吗？

答：乳腺增生是与女性内分泌密切相关的疾病，因此增生导致的乳房不适往往同月经有明显关系，常常表现为乳房疼痛，在月经前数天出现或加重，月经后明显减轻或消失。但并不是所有的乳腺增生都同月经周期有关，有的患者乳房疼痛不受月经周期的影响，也有的患者乳房不适同情绪变化有关，当生气或者抑郁情绪出现时，乳房疼痛会明显加重。

疑问2：如果出现增生症状需要及时就医吗？

答：出现类似乳腺增生症状的患者建议到医院进行相关检查，以明确诊断，并排除乳腺其他疾病（如乳腺肿瘤、炎症等）。明确诊断后才便于对症施治。

疑问3：所有乳腺增生都需要积极治疗吗？

答：乳腺增生是女性的常见病，并非所有的乳腺增生都需要进行药物或手术治疗。对于大多数无症状或症状很轻的乳腺增生患者，只需要定期检查、长期随访或者生活调节即可得到很好的控制。对于症状明显的乳腺增生患者，可优先采用口服药物治疗。

乳腺增生『四大疑问』

唐小丽
杨婧

疑问 4：乳腺增生会癌变吗?

答：从来源上说，乳腺增生与乳腺癌都是乳腺上皮细胞的过快增长。不过乳腺增生是良性的、可控的细胞堆积，而乳腺癌则是恶性的、不受控制的细胞快速生长，而且这些恶性细胞可以进入血液或淋巴液而转移到身体其他部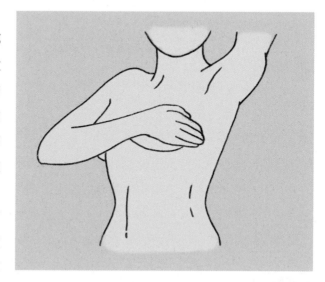位。绝大多数乳腺增生并不会进展为乳腺癌。癌的发展大多经历正常、增生、非典型性增生、原位癌、浸润癌五个阶段。癌是在非典型性增生的基础上发生的。各阶段是连续性渐进过程，也是由量变到质变的过程，各阶段间隔时间不相等，长者可达几年、十几年。对于乳腺增生患者，定期进行常规的乳腺检查能够预防和早期发现可能出现的恶性病变，平时不需要过分担忧。

（作者唐小丽系四川省肿瘤医院外科中心总护士长、副主任护师，中华医学会肠内肠外营养学分会护理学组副组长，四川省护理学会康复专委会副主任委员；杨婧系四川省肿瘤医院乳腺外科中心二病区护士长、主管护师，国际淋巴水肿治疗师，成都护理学会人文护理专委会常委）

参考文献

[1] 陈嘉健．若初，早安！漫话乳腺健康 [M]．上海：复旦大学出版社，2017．

[2] 王哲元．乳房保健与乳腺疾病防治 335 问 [M]．北京：金盾出版社，2008．

有研究发现，高脂饮食会增加乳腺癌发病率，而"地中海式饮食"外加初榨橄榄油可降低女性乳腺癌的发病率。

所谓"地中海式饮食"其实是泛指处于地中海沿岸的南欧各国的饮食风格，其饮食特点是以橄榄油、水果、蔬菜、坚果、豆类、鱼类、家禽、海鲜、全麦谷物及葡萄酒为主要食材，同时强调保持愉快心情及适量活动。目前，已确定饮食更接近传统地中海饮食能有效降低抑郁的风险、心血管疾病和逆转糖尿病等好处，有利于降低女性乳腺癌发病率。

那我们在平常的饮食中如何借鉴"地中海式饮食"呢？

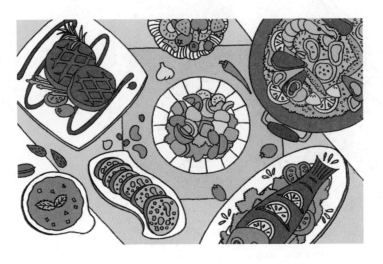

◎以种类丰富的植物食物为基础，包括大量水果、蔬菜、土豆、五谷杂粮，以及其他豆类、坚果等。

◎选用当地、当季的新鲜蔬果作为食材，对食物的加工方式尽量简单，采用蒸、煮、炖的烹饪方式，减少微量元素和抗氧化成分的损失。

◎烹调时选用植物油（含不饱和脂肪酸）代替动物油（含饱和脂肪酸）以及各种人造黄油，提倡使用橄榄油。

『地中海式饮食』可降低女性乳腺癌的发病率

文　程志妍　敏

◎脂肪占膳食总能量不超过 35%，饱和脂肪酸占 7%～8%。

◎适量食用一些酸奶等奶制品，最好选用低脂或脱脂奶，少量食用奶酪。

◎每周食用两次鱼或者禽类食品（有研究显示鱼类营养更好），可以从中获取蛋白质与促进心脏健康的 ω-3 脂肪酸。每周至少把两餐中的肉食安排成鱼类或其他海产品。

◎每周食用 4～7 个鸡蛋。

◎用新鲜水果代替甜品、糕点类食品。

◎每月食用红肉最多不超过 450 克，尽量选用瘦肉。

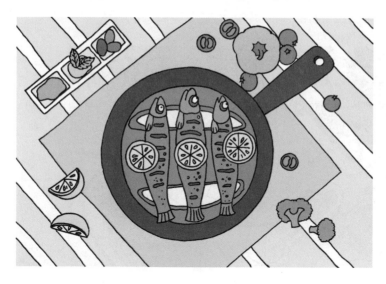

橄榄油作为"地中海式饮食"的头号功臣，最大的优点在于含有高比例的单不饱和脂肪酸。如何选购好的橄榄油呢？首先可以通过看质检报告、生产产地、证书等标识来识别，其次还可通过观、闻、尝来进一步判断。

◎观：通常好的橄榄油油体透亮光泽，颜色是黄绿色。如果油体比较浑浊，颜色较浅、浓度不高，可能是勾兑油，观察的时候一定要仔细查看是否有这些特征。

◎闻：好的橄榄油闻起来有一股淡淡的果香味，而品质不好的橄榄油不仅没有果香味，可能还有其他味道，比如霉潮味、泥腥味、酒酸味、金属味、哈喇味等异味，不建议购买。

◎尝：橄榄油尝起来口感爽滑，有淡淡的苦味和辛辣味；如果尝起有其他异常的味道或是品尝不出什么味道，就不是正宗的橄榄油。

另外，"地中海式饮食"除了强调平衡的膳食结构之外，还强调适量原则。

（作者程志妍系四川省肿瘤医院护师；文敏系四川省肿瘤医院主管护师）

参考文献

[1] HOFFMANN G, SCHWINGSHACKL L, 杨路 . 一项随机对照试验表明地中海饮食搭配初榨橄榄油可以降低浸润性乳腺癌的发病率 [J]. 英国医学杂志（中文版），2017，20（9）：527-528.

[2] 陈梦韩 . 地中海饮食与葡萄酒 [J]. 保健与生活，2016，（6）：38.

[3] 胡林，崔玉艳 . 地中海式饮食可降低患乳腺癌风险 [J]. 保健与生活，2015，（11）：37.

[4] 石云路 . 长期食用橄榄油与乳腺癌低风险相关 [J]. 心血管病防治知识，2016，（1）：55.

[5] 李祥子 . 塞浦路斯女性为何少患乳腺癌？[J]. 中华普通外科学文献（电子版），2013，7（5）：419.

[6] 文伟川 . 女性应多吃橄榄油 [J]. 食经，2015，（12）：24.

[7] 金青哲，王兴国，刘国艳 . 食用油中脂肪伴随物的营养与功能 [J]. 中国粮油学报，2012，27（9）：124-128.

[8] 橄榄天然抗氧化系列保健饮品加工技术 [Z]. 广州：华南理工大学，2005.

[9] 葛声 . 地中海饮食如何在中国落地？[J]. 糖尿病临床，2015，9（2）：84-86.

[10] 王思露 ."高贵"橄榄油，你该怎样选 [J]. 大众健康，2016，（3）：95.

宫颈癌疫苗知多少

HPV 是人乳头瘤病毒的缩写，如果把 HPV 比喻成一个大"帮派"的话，其下面就有 100 余个"帮派分子"，有两派主要势力。一派是以 HPV6、HPV11 型为首的"致疣派"，它们基本不致癌，但是会导致 90% 生殖器疣；另一派是以 HPV16、HPV18 型为首的"致癌派"，是导致癌症发生的高危分子（高危型 HPV）。

当碰到"致癌派"，如果我们自身实力强（免疫力好），很快就能把它们赶跑，宫颈就像患了一场"感冒"。但是，如果没有及时赶跑它们，它们就会缠上宫颈，经过几年到十几年，最终发展为宫颈癌。高危型 HPV 持续感染是宫颈癌的主要病因。治标先治本，"致癌派"当然是我们的重点打击对象。比起花费大量金钱、精力来治疗癌症，预防癌症的发生显然是性价比最高的选择。大家都知道，通过接种疫苗，可以预防病毒或细菌感染，如流感疫苗、乙肝疫苗。HPV 也是病毒，可不可以通过疫苗来预防呢？答案是：可以！

目前，国内可接种二价、四价和九价 HPV 疫苗，均需半年内接种 3 针，分别是：第一针、第二针（第一针后 1～2 个月打）、第三针（第一针后 6 个月打）。可到各省、市疫苗接种单位接种，包括疾病预防控制中心、社区医院和社区卫生服务中心。二价疫苗针对 HPV16 和 HPV18 型，打击"致癌派"的 2 个"老大"，可以预防 70% 的宫颈癌，适用于 9～45 岁人群。四价疫苗针对 HPV6、HPV11、HPV16 和 HPV18 型，同时打击"致癌派"和"致疣派"的 4 个"老大"，可以预防 70% 的宫颈癌以及 90% 的生殖器疣，适用于 20～45 岁人群。九价疫苗在四价疫苗的基础上，额外打击"致癌派"的其他 5 个"帮派分子"

张婷

（HPV31、HPV33、HPV45、HPV52 和 HPV58），可以预防 90% 的宫颈癌，适用于 16~26 岁人群。

疫苗十问

1. 疫苗使用安全吗?

安全！个别人有可能发生局部水肿、红斑等副反应。中度到重度发热性疾病者，病情改善后再接种。

2. 男性需不需要接种?

需要。一是因为"致癌派"不仅与宫颈癌有关，还与肛门癌、口腔癌、阴茎癌、喉癌等有关；二是因为男性也可感染 HPV，通过性、密切接触等途径传播。因此，为了保护自己、保护伴侣，男性也需要接种 HPV 疫苗。

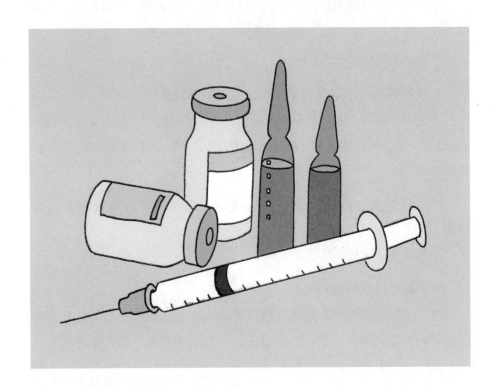

3. 什么年龄可以接种?

9 岁后就可以接种。早期接种可以在接触和感染 HPV 前实现免疫,从而更好地发挥保护作用。

4. 有过性行为、感染过 HPV、患过生殖器疣的人,能不能接种?

能。

5. 接种疫苗前要不要做 HPV 检查?

不需要。因为即使检查结果是阳性,仍然推荐接种 HPV 疫苗,虽然对于已经感染的 HPV 没有治疗作用,但可以预防后续的或其他亚型的 HPV 感染。需要说明一下,HPV 检查是发现人是否携带有 HPV,适用于宫颈癌筛查,但 HPV 检查呈阳性并不等于患有宫颈癌。

6. HPV 疫苗接种后,可以预防保护多久?

至少 8 年,可能更长。现有试验证据显示,疫苗可诱发持续的免疫反应,因而预防感染的作用至少可持续 8 年。由于临床试验不能无限制地随访,所以保护时间可能更长。

7. 接种疫苗是不是能够完全预防宫颈癌的发生?

不能完全预防。因为现有 HPV 疫苗不能对"致癌派"所有成员一网打尽,也就是说,不能覆盖所有可能感染的 HPV。所以,还是要坚持定期筛查,早期发现。

8. 已经完成二价或四价疫苗的接种,还有必要继续接种九价疫苗吗?

不常规推荐补充接种九价疫苗。

9. 孕期可以接种疫苗吗?

孕期不推荐接种 HPV 疫苗,但接种前也无须常规筛查是否怀孕。接种疫苗后发现怀孕者,可在产后继续接种剩余的针数。由于现有研究尚未证明 HPV 疫苗成分不进入母乳，建议哺乳期女性在哺乳期结束后进行接种。

10. 接种了疫苗还需要定期进行宫颈癌筛查吗?

需要。疫苗接种不能取代常规宫颈癌筛查。

（作者张婷系四川省肿瘤医院主管护师、成都护理学会教育专委会委员）

如何预防宫颈癌

宫颈癌是指发生于女性宫颈部位的恶性肿瘤，可以向周围组织、器官直接扩散或发生远处转移。在我国，宫颈癌是最常见的女性生殖道恶性肿瘤，据统计，我国每年宫颈癌新发病例约 13 万，占全世界的 1/3，且近年来其发病呈现年轻化的趋势。宫颈癌也是目前唯一一个病因明确的恶性肿瘤，主要是高危型人乳头瘤病毒（human papilloma virus，HPV）的持续感染所致。目前，已发现 200 余种 HPV 型别，并根据其与宫颈癌的关系划分为低危型和高危型。高危型 HPV 亚型有 HPV16、HPV18、HPV31 等，其中 HPV16、HPV18 导致了 70% 以上的宫颈癌。HPV 感染是比较常见的，大约 80% 的女性一生中都会感染或接触 HPV，但并不是所有感染的人都会患宫颈癌。因为 HPV 感染是具有自限性的，也就是说像感冒一样可自行恢复，HPV 感染多呈一过性，在 6～12 个月会被人体自动清除，只有少数人会呈持续感染的状态，这种情况下，发生宫颈癌的可能性就会大大增加。

病因明确，使得预防这一恶性肿瘤成为可能和可行。妇瘤科医师建议主要从以下三个方面进行预防。

健康的生活方式

主要包括合理膳食、适量运动、戒烟限酒、保持乐观心态等。

接种 HPV 疫苗

王登凤
张国楠

因为性传播是 HPV 感染的最主要途径，所以 HPV 疫苗的最佳接种时间是有性行为之前，世界卫生组织推荐的最

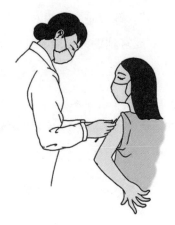

佳接种年龄是 9～13 岁。但已有性行为的妇女也适合接种，只是疫苗的保护效果可能会打一定折扣。目前在我国获批上市的 HPV 疫苗有二价、四价、九价疫苗，"价"代表了疫苗可预防的病毒型别。不同疫苗有不同的适用人群：二价疫苗获批用于 9～45 岁女性接种，四价疫苗获批年龄是 20～45 岁，九价疫苗适用于 16～26 岁女性接种。

需要强调的是，接种了疫苗并非一劳永逸，HPV 疫苗可以预防 70%～84.5% 的宫颈癌，故最佳预防措施是接种疫苗与宫颈癌筛查相结合。

定期体检

有些女性朋友对妇科体检是非常抵触的，有觉得不好意思的，也有认为这些检查只是看有或没有宫颈癌，并不能让自己不患上这个病。但要知道，从感染高危型 HPV 到宫颈癌并非一朝一夕，要经过 HPV 感染——持续感染——癌前病变——浸润癌几个阶段，需要几年到十几年的时间，这也就给了我们很好的机会和足够长的时间去阻止宫颈癌的发生。癌前病变是可逆的，可能自行好转，也可以通过筛查发现，积极治疗，从而阻断癌症的发生。对于宫颈癌的筛查，是为了发现早期病变，可以用相对简单的方法达到治愈目的；如果等出现了明显症状再去检查，往往都已是宫颈癌中期或晚期，治疗费用高、创伤大、副作用多，治疗效果也截然不同。因此，定期体检这一环节不容忽视。

宫颈癌筛查的方法主要有醋酸染色检查及复方碘染色检查、巴氏涂片、HPV DNA 检测、宫颈液基细胞学检查、阴道镜检查等，确诊是靠宫颈活检。

作为初筛方法，从敏感性和特异性角度出发，推荐首选 HPV DNA 检测联合宫颈液基细胞学检查，这也是目前的最佳筛查策略，缺点是费用相对较高。建议 25 岁及以上并且有性行为的女性应进行常规宫颈癌的筛查；21～25 岁有性行为的女性可选择单独的细胞学筛查方案。

（作者王登凤系四川省肿瘤医院副主任医师、中华医学会妇科肿瘤分会青年委员、四川省抗癌协会妇科肿瘤专委会青委副主任委员；张国楠系四川省肿瘤医院妇科肿瘤中心主任、主任医师，中华医学会妇产科分会和妇科肿瘤分会常委，四川省抗癌协会妇科肿瘤专委会主任委员）

参考文献

[1] 马亚琪, 刘爱军. 宫颈癌及癌前病变病理诊断及研究进展 [J]. 实用妇产科杂志, 2015, 31 (11): 803−805.

[2] LI S, HU T, LV W G, et al. Changes in prevalence and clinical characteristics of cervical cancer in the People's Republic of China: a study of 10012 cases from a nationwide working group [J]. Oncologist, 2013, 18 (10): 1101−1107.

[3] VAN DOORSLAER K, TAN Q, XIRASAGAR S, et al. The Papillomavirus Episteme: a central resource for papillomavirus sequence data and analysis[J]. Nucleic Acids Res, 2013, 41(D1): D571−D578.

[4] HALEC G, ALEMANY L, LLOVERAS B, et.al. Pathogenic role of the eight probably/possibly carcinogenic HPV types 26, 53, 66, 67, 68, 70, 73 and 82 in cervical cancer[J]. Journal Pathol, 2014, 234(4): 441−451.

[5] 余艳琴, 富诗岚, 徐慧芳, 等. 中国大陆女性体检人群中人乳头瘤病毒型别感染率及九价疫苗中 HPV 各型别分布的系统评价 [J]. 肿瘤预防与治疗, 2019, 32 (2): 103−113.

都说"癌症猛如虎"，而宫颈癌，作为女性四大恶性肿瘤之一，真的有传闻中那么令人闻风丧胆吗？

我们先对宫颈癌做一个简单了解。在女性盆腔正中有一个器官，叫作子宫，在子宫的下段和阴道相接的地方，就是子宫颈。发生于此处的恶性肿瘤就是宫颈癌，它的发病原因非常明确，就是高危型HPV的持续感染和液基细胞学异常，其中高危型HPV的持续感染在宫颈癌的发病原因中起着至关重要的作用。

那什么是HPV呢？HPV是一种人乳头瘤病毒，寄居在人们的皮肤和黏膜上。在200余个HPV当中，能够导致宫颈癌的常见高危病毒有13～15种，而其中又以16型和18型最为常见，它们在70%～80%的子宫颈组织当中被发现。虽然我们说HPV的感染和宫颈癌有因果关系，但并不是说感染了高危型的HPV病毒，就一定会得宫颈癌，因为这是需要长期的、高负荷的与HPV接触，才有可能产生一些癌前病变或癌变。

在日常生活中，我们可以通过哪些方式避免感染HPV呢？

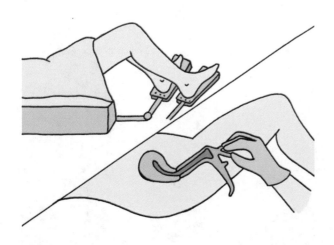

养成良好的生活习惯，远离宫颈癌

张杨

健婧

◎过性生活时戴避孕套，提倡性伴侣要专一。例如，一个男性和一个感染了HPV的女性发生了性关系，再和一个没有感染HPV的女性发生性关系，那这个男性就成了HPV病毒的传播体。戴避孕套是有效切断传播途径的方式。

◎热水消毒。HPV病毒喜冷不喜热，它一般在55～60℃的水中能够存活几分钟到十几分钟，而在100℃的水中，只能存活12秒。

◎私人物品杜绝共用。我们平时所用的毛巾、浴巾、床单、剃须刀这类私人物品，都是直接接触皮肤和黏膜的，所以这一类物品一定要做到杜绝共用。

◎养成良好的生活习惯，增强自身免疫力。有大量研究数据表明，感染了HPV的患者当中，有90%的患者可以通过自身免疫力得到自愈。所以，朋友们，动起来吧，良好的身体素质才是一切美好生活的保障。

◎接种疫苗。疫苗真的有效吗？澳大利亚是全球宫颈癌发病率和死亡率最低的国家，他们用了22年的时间大量研究数据表明，尽早地对HPV病毒进行免疫，是减少男女成年后各种生殖器癌变的有效方式。

◎宫颈癌"三阶梯"筛查。这个筛查方式在各个医疗机构都已经非常普及了，如果你是年满21岁，有性生活史的女性，就应该定期到医疗机构筛查。

（作者杨婧系四川省肿瘤医院腹部放疗一病区护师；张健系四川省肿瘤医院护理部副主任、主任护师，西部护理研究中心肿瘤患者生存照护专委会主任委员，四川省护理学会科普专委会副主任委员）

食物通过口腔经咽喉、食管送到胃部，通过胃肠肌肉的活动，使消化液充分与食物混合，并推动食团或食糜下移，从口腔推移到肛门；同时胃肠道消化腺分泌多种消化液，促进营养物质分解吸收；营养物质再通过消化道黏膜进入血液循环，从而完成食物的消化吸收。整个消化道包括：口腔、咽、食管、胃、十二指肠、空肠、回肠、盲肠和结肠、直肠组成。今天我们说的"大屎管"，顾名思义就是装大便的管子，即结肠、直肠。

癌症筛查

很多癌症在初期并无特殊不适，导致患者忽视，待发现时已成晚期，所以能够在早期发现癌症，以尽早进行治疗，提高生存期，这就是癌症筛查的意义。值得注意的是，癌症筛查最好是在人们感觉身体尚且健康时进行，并不是出现症状后再进行。美国结肠、直肠癌发病率及死亡率已经持续 20 年下降，其中最重要的原因是对结肠、直肠癌的早期筛查。而我国结肠、直肠癌的发病率和死亡率则呈逐年上升趋势。因此，对结肠、直肠癌的早期筛查十分必要。

大肠癌的筛查有双重作用，可以早发现，令癌症治愈率提高；筛查可发现一些未变成真正癌症的癌前病变（如多发息肉），清除这些癌前病变的息肉便可防止真正的癌症发生。

我们推荐的筛查对象主要包括：

人群筛查：50～75 岁人群，无论是否存在报警症状。

伺机筛查：无症状一般个体，参照人群筛查年龄范围

揭开『大屎管』的神秘面纱

王 张 唐
捷 轲 丽
　 　 琴

可酌情放宽；有症状特别是有结肠、直肠肿瘤报警症状的个体，不作年龄限制。对于不同危险分层的个体，其筛查策略往往所有不同。

年龄大于 50 岁患结肠、直肠癌的风险属中等的男女视情况选择其中一项进行筛查：

1. 每年做大便隐血检验并连续做 3 次，或进行大便免疫化学测试并连续做 2～3 次；

2. 每隔 5 年做一次肠镜检查；

3. 每年做大便隐血检验或大便免疫化学测试，并每隔 5 年做一次肠镜检查。

检测若呈阳性反应，应在专业医师指导下做进一步检查。

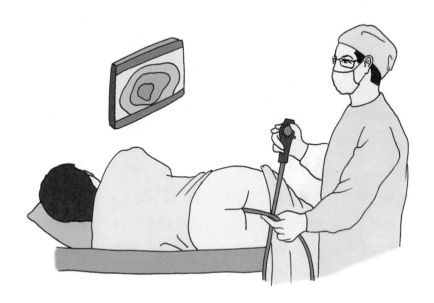

有腺瘤性息肉病症

低风险：有1～2个直径小于1厘米的腺瘤，应持续观察或每隔5年做肠镜检查。

中风险：有3～4个腺瘤，又或最少有1个腺瘤直径在1厘米以上，筛查的模式和时间应按不同个体而定，建议在40岁开始做肠镜筛查，之后每隔5～10年复查。

高风险：有超过4个腺瘤，或者有3个及以上腺瘤而其中最少1个直径在1厘米以上，每年需做肠镜检查，直到其风险降低至中度风险，之后按中度风险级别的要求定期做肠镜检查。

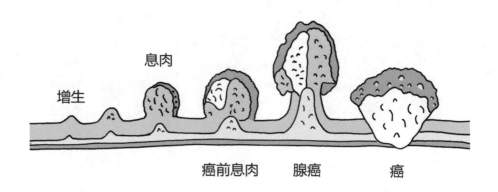

息肉

增生

癌前息肉　　腺癌　　癌

有近亲患肠癌

有1名近亲（父母、兄弟姊妹或子女）在60岁前（尤其在45岁前）患结肠、直肠癌或腺瘤者，于40岁或在最早发病近亲的发病年龄早10年开始做肠镜筛查，两者以较早者为准，之后每隔3～5年复查。

有一名近亲在60岁后患结肠、直肠癌者，筛查的模式和时间应按不同个体而定，建议在 40 岁开始就做肠镜筛查，之后每隔 5～10 年复查。

有 2 名近亲在任何年龄发病者，于 40 岁或在最早发病近亲的发病年龄早 10 年开始做肠镜筛查，两者以较早者为准，之后每隔 3～5 年复查。

家族有遗传性肠癌

怀疑有遗传性大肠癌综合征者，建议做遗传性大肠癌基因检测。

带有家族性结肠、直肠息肉综合征的突变基因者（FAP），年满 12～40 岁者，每隔 1～2 年做一次肠镜检查，40 岁以后可每隔 5 年检查一次。

带有遗传性结肠、直肠癌综合征的突变基因者（HNPCC），年满 20～25 岁者，每隔 1～2 年做肠镜检查，35 岁以后每年做一次肠镜检查。

曾患肠癌或肠疾病

有结肠、直肠癌病症者，应在医生的指导下定期规律复查，根据不同时间段、不同症状进行针对性的复查。

有炎症性肠病的患者要定期做结肠镜检查，可及早发现上皮内瘤变或早期癌变，及时给予相应处理，有效降低癌变的发病率和死亡率。有研究发现，所有炎症性肠病患者均应在病情控制好时行结肠镜检查，并在发病 8～10 年做常规结肠镜筛查预防癌变发生，左半结肠炎患者在发病 15～20 年应开始行规律筛查，建议每 2 年行结肠镜检查。

预防大肠癌应从日常生活开始

运动：运动可降低患癌风险，根据自身的健康状况、环境、季节、心情等选择合适的运动方式，如跑步、太极、瑜伽、骑行、各种球类等，每周运动 3～5 次，每次不少于 30 分钟，即可达到强身健体、愉悦心情、调节情绪的目的。

每日进食蔬菜和水果：每天坚持吃新鲜蔬菜和水果，食物应以植物性（如豆类、谷类等）为主，因它们含大量纤维和抗癌营养素；多吃抗氧化营养素、大蒜、绿色蔬菜等食物，如番茄、西蓝花、洋葱、蒜薹、韭菜、甘蓝等。

少吃红肉：包括牛肉、猪肉、羊肉、香肠、腊肉、烤肠、午餐肉等。

保持体重：体重指数（BMI）在18.5～23.9，量腰围是另一种评估风险的方法，女士腰围最好不要超过80厘米，男士腰围最好不要超过90厘米。

戒烟：切勿吸烟或咀嚼烟草类产品。远离烟草，远离疾病。

避免饮酒：尽量少饮酒，当然滴酒不沾最为健康。

保证充足的睡眠：现代科学证明睡眠是消除身体疲劳的主要方式。睡眠期间是胃肠道及其有关脏器合成并制造人体能量物质的最佳时间，同时胃肠道及各个脏器也得到充分的休息并能很好发挥功能作用。

保持愉快的心情：现代心理学认为心情愉悦能提高人体的免疫力，人生病的机会相对较少，寿命自然就能长一点。一个人如果长期处于负面情绪，如悲伤、失落、痛苦、忧郁、焦虑等，就会使免疫力下降，容易罹患各种疾病。

健康的生活方式和必要的癌症筛查缺一不可，我们倡导健康的生活方式，也呼吁大家重视癌症筛查。

（作者唐丽琴系四川省肿瘤医院腹部放疗一病区护士长、主管护师，西部放射治疗协会放疗护理专委会委员，西部放射治疗协会理事；张轲系四川省肿瘤医院主治医师、四川省抗癌协会大肠癌青年委员会秘书、中国 NOSES 联盟四川分盟秘书；王捷系四川省肿瘤医院放射治疗中心腹部肿瘤科主任、四川省抗癌协会乳腺癌专委会副主任委员、四川省医学会乳腺病专委会常务委员）

参考文献

[1] 应志浩 . 大肠癌的探测、普查与预防 [J]. 大肠癌治疗与预防, 2011（2）: 54-59.

[2] 李晔雄 . 肿瘤放射治疗学（第 5 版）[M]. 北京: 中国协和医科大学出版社, 2018.

[3] 孙兴玲 . 浅谈心理健康对生活质量的影响 [J]. 护理研究, 2001, 15（5）: 250.

[4] 国家消化系统疾病临床医学研究中心（上海），国家消化道早癌防治中心联盟，中华医学会消化内镜学分会 . 中国早期结肠、直肠癌筛查流程专家共识意见（2019, 上海）[J]. 中华消化内镜杂志, 2019, 36（10）: 709-719.

[5] LAINE L, KALTENBACH T, BARKUN A, et al; SCENIC Guideline Development Panel, SCENIC international consensus statement on surveillance and management of dysplasia in inflammatory bowel disease[J]. Gastroenterology, 2015, 148（3）: 639-651.

［6］MOOIWEER E, VAN DER MEULEN AE, VAN BODEGRAVEN AA, et al. Neoplasia yield and colonoscopic workload of surveillance regimes for colorectal cancer in colitispatients: a retrospective study conparing the performance of the updated AGA and BSG guidelines [J]. Inflamm Bowel Dis, 2013, 19（12）: 2603-2610.

[7] 中华医学会消化病学分会，中华医学会消化病学分会肿瘤协作组 . 中国结直肠癌预防共识意见（2016 年, 上海）[J]. 胃肠病学, 2016, 21（11）: 668-686.

不要忽视身上长的『包』

　　18岁的小罗，1年前左上臂长了个核桃大的"包包"，不痛不痒，以为没啥事儿，就没管它，哪晓得这个"包包"肆无忌惮越长越大……今年4月，小罗到医院就诊，经病理诊断为横纹肌肉瘤。

　　62岁的老范，2年前发现自己胸口长了一个胡豆大的"包包"，因为完全没得啥子感觉，也就没有管它。到今年2月，这个"胡豆大的包包"居然长到"拳头大小"，且胀痛，到医院骨软组织外科就诊后诊断为脂肪瘤。

　　横纹肌肉瘤和脂肪瘤都是长在软组织上的肿瘤，都可以表现为身上长"包"。不同的是横纹肌肉瘤是一种高度恶性的肿瘤，以儿童和青少年发病为主，愈后差，一旦确诊，需及时进行治疗；而脂肪瘤则是一种非常常见的良性肿瘤，40～60岁体型肥胖的男性是主要发病人群，对人危害不大，癌变概率甚小。小的脂肪瘤一般情况下可以不管它，当影响到日常生活时，可以选择手术切除。

　　看到这里，您是不是有点儿丈二和尚摸不着头脑的感觉，"同样都是身上长个'包'，诊断不一样，一个会要命，一个却啥事没有？"是不是突然想起了自己或身边某位朋友身上无缘无故长出的那些"包"：这些"包"有的大、有的小；有的软、有的硬；有的痛、有的不痛，那这些"包"是不是都会变成癌症啊？今天，四川省肿瘤医院骨软组织外科的专家来帮您搞清楚身上的那些"包包块块"。

什么是软组织肿瘤？

　　关于肿瘤，现在大家都不陌生了，简单来说，就是人

张容　程钰莹

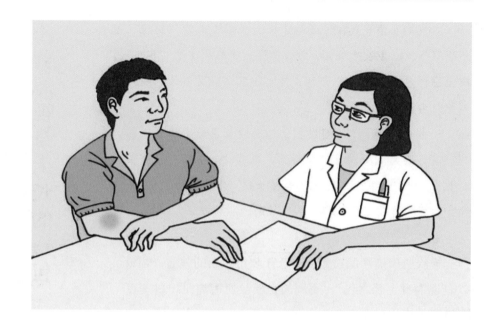

体内长出不该长的新生物，根据肿瘤的生物学特点及对机体的危害程度分为良性和恶性两大类。而软组织肿瘤主要是指由间叶组织来源的肿瘤，间叶组织包括：结缔组织、脂肪、肌肉、神经组织等。既然是肿瘤，软组织肿瘤同样也可分为良性和恶性。良性软组织肿瘤通常称为"某某瘤"，如脂肪瘤、纤维瘤、神经瘤等；恶性软组织肿瘤可能被称为"某某肉瘤"，如脂肪肉瘤、横纹肌肉瘤等。软组织肿瘤既可以长在体表，也可以长在体内。上面2个案例患者都是以体表长了个包块来就诊的，这种大家看得见的"包包"在医学上可被视为体表软组织肿瘤。要想确定这些体表肿瘤的良恶性，就必须要通过正规的检查才能确诊，再直白点说就是要割一小块肉下来做病理检查。

那作为普通百姓，是不是摸到身上有一个"包"，就吓得觉都睡不着呢？其实也没那么"凶"，下面我们就简单给大家列个表，帮助大家初步判断一下您身上那个"包包"的危险程度。

体表包块自我判断

区别点	良性	恶性
疼痛	通常无或者偶有	有，且进行性加重
生长速度	慢	快
边界	清楚	不清楚
质地	表面光滑、质软	表面不光滑、质地硬
活动度	活动度良好	不易活动
温度	与周围组织没有区别	一般情况下包块处皮温相对较高

说了那么多，结尾前还是要画个重点：当您察觉到身上有痛、硬、突然长大的包块务必及时去正规医院就诊！千万不要把身上长"包"不当回事，而将"包"养大，更不要相信偏方、秘方可以化"包"。

（作者张容系四川省肿瘤医院骨软组织外科护士长、主管护师，四川省脊柱脊髓损伤专委会护理组委员，成都市护理学会外科专委会委员；程钰莹系四川省肿瘤医院骨软组织外科病区护士、主管护师）

参考文献

[1] 吴孟超, 吴在德, 吴肇汉, 等. 外科学 [M]. 北京：人民卫生出版社, 2013.

[2] 徐万鹏, 李佛保. 骨与软组织肿瘤学 [M]. 北京：人民卫生出版社, 2008.

一种『吞噬青春』的腿痛——骨肉瘤之痛

《人间世》是一部情境交融的医疗纪实片，在第二季的开头，聚光灯打在了一群骨肉瘤患儿的身上。一位妈妈含泪说道："看了这一集，已经把我的心撕成碎片，因为里面的每一个镜头、每一个点滴，都是我的亲身感受。如今，我想看到我的孩子，只能在梦里……"实际上，在医院的病房里，患骨肉瘤的孩子们与病魔斗争的场景每天都在上演。

骨肉瘤多数是小孩发病，疼痛部位多数以下肢为主，那这个病到底是什么病？到底有多严重呢？

骨肉瘤是一种罕见但却高度恶性的骨肿瘤，罕见到你去综合性的医院看病，根本没有相关的科室。四肢骨骼是主要发病部位，最常见于骨骺生长最快的股骨远端，其次为胫骨近端（也就是膝关节周围）。这类极其罕见的肿瘤好发在儿童及青少年时期，发病高峰为11~20岁，早期症状比较隐匿，可能表现为活动后的疼痛，由开始间歇性

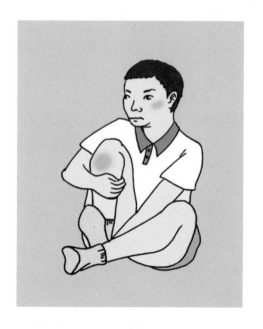

王钟群

张容

不规则的隐痛，转为持续性剧痛，这时来就诊大多已是肿瘤中晚期，致残、致死率极高。

既然这个病那么严重，为什么又没有及早去医院就诊呢？这里又不得不说一个儿童生长痛的问题。

生长痛是小儿生长最旺盛期的一种暂时性肢体性疼痛症状，常发于学龄前或学龄期儿童。以下肢关节附近的软组织、肌腱、肌肉间歇性短暂性疼痛为主要临床症状，当骨骼迅速增长时，其周围的神经、肌腱不能相应增长，产生牵拉痛，故名"生长痛"。

因骨肉瘤的下肢疼痛在早期和生长痛的特点极为相似，导致很多家长误以为孩子在长个子才腿痛，就没有引起重视，从而延误了治疗。但是，看了以上案例，你还会说正直青春期孩子的腿痛一定是在长身体吗？一定是生长痛吗？既然都有痛，下面我们就来看一下青春期生长痛和骨肉瘤疼痛有哪些区别：

生长疼痛	骨肉瘤疼痛
1. 游走性疼痛，位置不固定，可能今天左腿疼痛，明天右腿疼痛	1. 某个部位的骨骼或关节持续性地疼痛，且随着时间的推移疼痛可能越来越严重
2. 小孩很难清楚指出疼痛位置	2. 局部压痛、叩击痛
3. 偶发性、一过性的，可能白天疼了，晚上就不疼了	3. 骨骼或关节周围肿胀、有异常肿块形成
	4. 逐渐出现关节活动受限、跛行等功能障碍

如果你家有正直青春期的孩子，当他（她）无数次给你说腿疼，尤其是膝关节周围疼痛且没有缓解时，作为家长的您请务必提高警惕，可以带孩子做一些针对性的检查，比如：局部 X 线、CT 扫描、磁共振扫描，当一般的骨科门诊发现或怀疑有其他异常时，建议转诊到富有经验的专科医院进一步检查以明确诊断。早发现、早诊断、早治疗目前仍是减少骨肉瘤致残、致死的关键。

（作者王钟群系四川省肿瘤医院骨软组织外科病区护士、主管护师；张容系四川省肿瘤医院骨软组织外科护士长、主管护师，四川省脊柱脊髓损伤专委会护理组委员，成都护理学会外科专委会委员）

参考文献

[1] 徐万鹏, 冯传汉, 丁易, 等. 骨科肿瘤学（第 2 版）[M]. 北京：人民军医出版社, 2008.

[2] 毕颖薇, 王红, 贺亚杰, 等. 血清 25- 羟维生素 D 水平与儿童生长痛的关系 [J]. 武警医学, 2019, 30（8）：654-661.

[3] 车宇. 针对儿童生长痛的临床分析 [J]. 中外健康文摘, 2009, 6（4）：76.

67岁的卫大爷有点烦。原来，大爷最近几个月小便有点频繁，尤其是夜间更为严重，到医院检查，结果是前列腺癌。今天就给大家讲一讲，什么是前列腺癌？

前列腺癌的防治

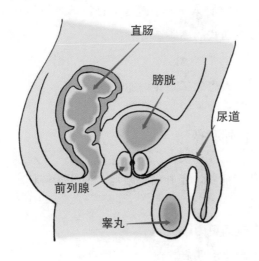

前列腺是男性特有的性腺器官，是人体非常少有的，具有内、外双重分泌功能的性分泌腺，前列腺的分泌液是构成精液的主要成分。那什么又是前列腺癌，怎么会得这个病，可不可以预防呢？

前列腺癌是指发生在前列腺上皮性恶性肿瘤，它有几个"孪生兄弟"，比如：腺癌、导管腺癌、尿路上皮癌、鳞状细胞癌、腺鳞癌，其中腺癌"发展"占95%以上，所以通常我们说的前列腺癌就是指前列腺腺癌。近年来，我国前列腺癌的发病率呈明显持续增长趋势，前列腺癌正成为严重影响我国男性健康的泌尿系统恶性肿瘤。

王
静

导致前列腺癌的因素有哪些?

◎年龄:这是最重要的原因。年纪越大,风险越高,三分之二的前列腺癌患者都是 65 岁以上的。

◎种族及饮食习惯:西方国家男性的风险较亚洲人高,而在美国土生土长的非洲裔黑人,风险比白种人更高;有趣的是,一直生活在非洲的黑人,其风险颇低。这和传统西式的高脂饮食有关。

◎长期缺乏锻炼。

◎近亲有患前列腺癌的人患病风险会增加一倍。

前列腺癌的症状有哪些?

发病初期通常没有任何症状,当肿瘤逐渐增大或开始转移时,可能会有以下症状:

◎小便频繁,尤其在夜间更为严重。

◎小便困难,久久不能排出尿液。

◎小便或射精时感到刺痛。

◎小便或精液带血。

◎若癌细胞扩散至骨骼、脊椎会感到痛楚或僵硬,患者也可能会感到疲倦、胃口不佳,日渐消瘦。

由于早期的症状与一般前列腺增大极为相似,所以及时就医诊断是非常重要的(前列腺增大是一种良性的前列腺增生症,在老年男性中非常普遍)。

需要做哪些检查项目?

◎肛门指检:医生戴上手套,将手指伸进肛门去检查前列腺是否有异常的肿块。

◎前列腺特异抗原（PSA）：只需简单的血液检查。血液中的 PSA 一般应在 4 纳克 / 毫升，如指数达到 10 纳克 / 毫升或以上，患上前列腺癌的机会便大大增加，而指数在 4～10 纳克 / 毫升，有可能是前列腺增大，也有可能是早期的前列腺癌。如有怀疑，还将进行深入检查。

◎直肠超声波检查：探管经直肠而紧贴前列腺，作详细分析。

◎针吸活组织检查：在直肠超声波的辅助下，医生利用针管插入前列腺多个部位，抽出组织或细胞化验，以明确良性增生或恶性肿瘤。

◎泌尿系统内镜检查。

患了前列腺癌怎么治疗？

1. 早期前列腺癌

◎密切观察：对于早期而生长缓慢的前列腺癌，可以密切观察，定期随访，可每半年检查一次并监测 PSA 的升幅。如肿瘤生长加速的话，便进行根治性治疗。

◎前列腺切除手术：传统的观念觉得体内有个肿瘤一定要动刀切掉，一劳永逸，但是手术治疗一般是针对 75 岁以下的患者。某些患者由于年纪太大、基础疾病较多，不能耐受手术。因此，治疗方案有多种选择，且整体疗效相当，除了手术治疗，还要根据每种方案的不同副作用、方便程度和患者的意愿，制定相应的治疗方案。

◎放射治疗：现在常用的治疗手段，是年老体弱患者可顺利完成的治疗方式。患者需周一至周五进行放射治疗，为期 7～8 周，每次需 10 分钟左右。

◎激素治疗：激素虽能抑制前列腺癌，但疗效并不持久，一般配合放射治疗同时进行。

2. 中期前列腺癌

虽然部分患者还是可以进行手术切除，但放疗联合激素治疗是较常用的治疗方法。

3. 晚期前列腺癌

主要是以激素治疗来控制肿瘤的生长，以缓解患者的不适。

（作者王静系四川省肿瘤医院临床护士、护师）

发现篇

DISCOVERY

李
涛

宋
宇
哲

如何才能发现早期癌症

近年来，癌症超过心脑血管疾病，成为人类第一死因。随着发病率的持续攀升，癌症俨然已成为当今社会的常见病、多发病，严重威胁人民群众的生命健康。

癌症其实并没有那么可怕，只要做到早期发现，大部分早期的癌症是可以根治的。虽然大多数癌症起病隐匿，但仍会在疾病发展的早期展现出蛛丝马迹，如果人们足够重视，早期就诊，就能实现癌症的早期发现。

下面介绍几种常见癌症的早期症状。食管癌早期会出现胸骨后不适、吞咽食物哽咽感；肺癌早期会出现刺激性干咳；乳腺癌早期主要表现为新近出现的乳腺内的肿块；鼻咽癌早期出现回抽涕带血、耳鸣、单侧或双侧鼻塞等；喉癌早期出现声音嘶哑；直肠癌早期排便习惯或排便形状发生变化，如排便次数增多、便秘、排便不成形、稀便等；宫颈癌早期出现接触性阴道流血，最常见的是性接触后出血。如果上述症状持续、不缓解或进行性加重，应立即就医。

通过癌症的早期症状可以及时发现相当一部分癌症。但癌症的发生、发展是一个连续过程，通常需要生长到足够大小才引起人体症状。这就涉及发现癌症的另一个重要途径——定期体检，有数据表明：在体检中发现的癌症里，早期癌症的比例明显高于肿瘤门诊发现的癌症。规律体检可检出已在体内形成但尚未引起机体症状的癌症，对早期发现癌症具有重要意义。

此外，树立正确的医疗观对癌症的早期发现也很重要。在平时很少生病的人群中，对医院有很强的陌生感，这类群体可能在人群中占比超过了50%。这部分人容易在出现早期症状时，持"等、拖、挺"的态度，到症状明显加重时才就诊，这就错过了早期发现癌症的时机，大大影响治疗效果。另外，还有一种惧怕去医院的心态，担心体检过程中发现疾病，潜意识台词为"不检查就不得病"，这是一种掩耳盗铃的做法，对早期发现癌症非常不利，应坚决摒弃。

综上，树立正确的医疗观、养成定期体检的健康习惯、对癌症的早期预警症状给予足够重视，就可将癌症恶魔扼杀在"摇篮"中。

（作者宋宇哲系四川省肿瘤医院主治医师；李涛系四川省肿瘤医院主任医师、四川省医学会放射肿瘤专委会候任主任委员、中国抗癌协会肿瘤营养治疗专委会副主任委员）

肿瘤标志物与癌症的『瓜葛』

所谓肿瘤标志物（tumor marker，TM；又称肿瘤标记物）是在恶性肿瘤发生和发展过程中，由肿瘤细胞合成分泌或是机体对肿瘤细胞反应而产生和（或）升高的、可预示肿瘤存在的一类物质，存在于血液、体液、细胞或组织中。这类物质在健康人的体内不存在或量很少，人们能够利用化学、免疫和基因等分子生物技术进行定性或定量检测，通过对它们的分析，以此作为辨认肿瘤的手段之一。

肿瘤体检筛查中，单纯的肿瘤标志物升高并不能代表体内一定有癌症，换句话说肿瘤标志物目前还不能独立作为诊断恶性肿瘤的唯一依据。因为良性肿瘤、炎症、肝肾功能异常或生理性阶段等都可出现不同程度的标志物升高，所以说明目前的肿瘤标志物与癌症的关系还不够亲密，还必须动态检测，并与受检者的影像学、内镜、超声及病理等检测结果综合分析判定。

肿瘤标志物概念是 Herberman 在 1978 年美国肿瘤免疫诊断会上首次提出，这类物质的检测已有 100 多年的历史。如今，肿瘤标志物主要应用在肿瘤筛查、协助诊断、判定治疗疗效、预测肿瘤预后等方面。临床上常用的传统肿瘤标志物根据肿瘤来源及相关程度归纳如下表。

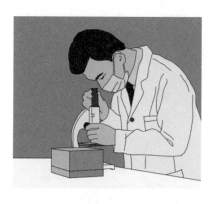
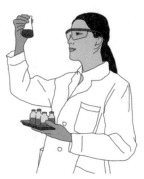

王谊

癌症类型	不同恶性肿瘤临床常用肿瘤标志物组合检测与瓜葛程度
甲状腺癌	临床诊断尚无较理想的标志物，甲状腺的肿瘤筛查以 B 超细胞学穿刺为主。TG、NSE、hCT 的检测仅起辅助作用，对筛查的预测值低，其中 hCT（降钙素）与甲状腺髓样癌相关性强（总体瓜葛程度＊）
非小细胞肺癌	临床诊断尚无较理想的标志物。经常使用的血清 / 血浆肿瘤标志物包括 CYFRA21-1（细胞角质蛋白）、CEA、SCC、CA19-9 及 CA125 等 CYFRA21-1：辅助诊断非小细胞肺癌的首选标准 CEA：对复发转移监测、疗效观察和预后评价有一定应用价值（总体瓜葛程度＊＊）
小细胞肺癌	NSE：敏感度和特异度均较高，是目前 SCLC 患者的最佳标志物。其他如 CEA、AGP、CYFRA21-1 等，不能辅助诊断，但是可用于治疗随访（总体瓜葛程度＊＊）
食管癌	SCC、CEA：临床诊断尚无较理想的标志物，SCC（鳞状上皮细胞抗原）对于鳞状细胞分布的器官有相关性，但对肿瘤筛查意义不大，可用于治疗随访（总体瓜葛程度＊）
胃癌	CEA：可与其他指标联合应用判断胃癌化疗疗效、复发、转移 CA19-9：是胰腺癌较为可靠的标志物。在判断胃癌患者临床分期方面，CA19-9 比 CEA 更为敏感 CA72-4：与胃癌患者肿瘤分期、浆膜受累、肝转移、覆膜侵犯和术后生存期状况相关（总体瓜葛程度＊＊）
结直肠癌	CEA：血清 CEA 的检测对于结直肠癌的早期诊断影响不大，亦不适于正常人群结直肠癌的筛查。CEA 水平升高通常见于结直肠癌复发而临床并未出现明显症状之前。联合 CA19-9、CA72-4 检测（总体瓜葛程度＊＊＊） 大便隐血检测：发现早期结直肠癌患者甚至胃癌患者的重要方式

续表

胰腺癌 胆囊癌	CA19-9：升高有助于区分胰腺恶性疾病。早期 CA19-9 敏感度较低，术后 CA19-9 未能降至正常者，表明有残余病灶。不是一个好的筛选方法（总体瓜葛程度 ***）
肝癌	AFP：原发性肝细胞肝癌敏感性特异性较高的标志物，无肝病活动、排除妊娠和生殖胚胎癌，大于 400ng/ml，结合影像检查（总体瓜葛程度 ****） CA19-9、CEA 升高协助诊断
乳腺癌	具有临床应用价值，作为乳腺癌的标志，包括 CEA、CA15-3、TPS、Her-2/neu 及血管内皮生长因子（VEGF）等 联合应用 CEA 和 CA15-3：联合检测对于乳腺癌预后判断具有较好的临床价值（总体瓜葛程度 ***） 血清 Her-2/neu：继雌激素受体之后第二个乳腺癌预后因子。可监测乳腺癌复发转移及治疗效果，补充 CA15-3 及 CEA 的监测作用
卵巢癌	CA125：在检测卵巢癌上较其他肿瘤标志物的敏感度和特异度高，尤其卵巢上皮癌反应度 > 80%，但在无症状妇女的筛查上，阳性预测值偏低，需结合彩超动态检测。临床上对卵巢癌的治疗和随访意义大（总体瓜葛程度 ***） HE4：名为人附睾蛋白，是比较新的肿瘤标志物，在卵巢上皮癌的检测上较 CA125 敏感（总体瓜葛程度 ***）
宫颈癌	SCC、CEA：临床诊断尚无较理想的标志物，对肿瘤筛查意义不大，可用于治疗随访（总体瓜葛程度 *）
子宫内膜癌	CA125、β-HCG：在该癌种中可能升高，但对子宫内膜癌的筛查意义不大，对病情检测有一定参考价值（总体瓜葛程度 **）
膀胱癌	TPA、CEA：临床诊断尚无较理想的标志物，TPA（组织多肽抗原）对泌尿道肿瘤有一定相关性，对肿瘤筛查意义不大，可用于治疗随访（总体瓜葛程度 *）

续表

前列腺癌	PSA：包括 t-PSA 总前列腺癌特异性抗原和 f-PSA 游离前列腺癌特异性抗原，明显升高可以提示前列腺癌（总体瓜葛程度 ****） f-PSA/PSA：前列腺癌患者该比值明显小于前列腺增生患者
睾丸癌	联合应用 AFP 和 HCG：不仅提示癌症还能协助睾丸癌分型（总体瓜葛程度 ****）

一方面，近年来，随着分子基因生物技术的发展，肿瘤标志物的研究已从以往单一的蛋白质水平扩展为基因组学、转录组学、蛋白质组学、代谢组学、表观基因组学、微生物生态组学等分子水平的检测，肿瘤标志物的涵盖范围也有新的延伸，并已成为精准医学的一部分；另一方面，肿瘤标志物应用范围已扩展到肿瘤筛查（包括高危人群的筛选）、诊断、精确分型、药物选择（包括药物剂量、毒副反应预测）、疗效判定、预后预测以及复发转移判断等肿瘤发生的方方面面，越来越接近癌症的真相。

当然，医学科学家们的探索一直在路上……

（作者王谊系四川省肿瘤医院健康管理·肿瘤筛查中心医疗管理办公室主任、主任医师，四川省医学会健康管理专委会委员，四川省医师协会健康管理专委会委员）

参考文献

[1] 中华医学会检验分会, 卫生部临床检验中心, 中华检验医学杂志编辑委员会. 肿瘤标志物的临床应用建议 [J]. 中华检验医学杂志, 2012, 35: 103-116.

[2] MOCKUS S M, PATTERSON S E, STATZ C, et al. Clinical Trials in Precision Oncology[J]. Clin Chem, 2016, 62（3）: 442-448.

[3] 石远凯, 孙燕. 临床肿瘤内科手册（第 6 版）[M]. 北京: 人民卫生出版社, 2015.

大便常规检查为何是入院必查项目

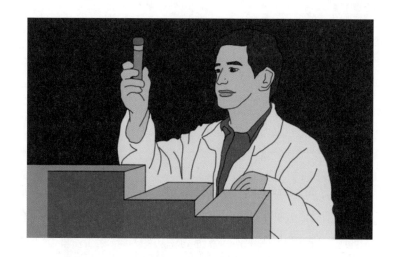

如果身体不舒服去医院就诊，大便常规检查是入院必查的三大常规项目之一。为什么要查，这个检查项目有什么用处？现在就让我们来详细了解一下。

一般医院的大便常规检查包含了潜血试验、白细胞、红细胞、吞噬细胞、寄生虫等常规项目。人体如果处在健康状态下，这些指标都是呈阴性的，而在一些疾病的影响下，则会呈阳性。比如说大便中白细胞数量增多，一般多见于肠道炎症，数量的多少与炎症轻重程度呈正相关；而红细胞数量增多，常见于下消化道炎症或出血；吞噬细胞增多则在细菌性痢疾中比较常见。这些指标对于协助医生诊断消化道疾病，如肠道感染性疾病、消化道出血鉴别等，起到了极大的帮助作用。

而对于肿瘤防治来说，大便常规检查除了上述作用外，更被赋予了辅助诊断筛查消化道肿瘤的重任。人体的排便是一种机械运动，肠道中一旦出现肿瘤或者"癌前病变"，大便在通过肠道时就会与肿瘤等发生摩擦，细胞脱落后会产生少量肉眼看不见的血，潜血试验就可以抓住这一点点

刘冀川

的血，为肿瘤的早期诊断提供重要的信息。

那么，一份合格的大便标本如何留取呢？

首先，留取大便的时候，为了避免标本中的细胞等被吸水材料（如棉花、卫生纸）破坏，只能用干净的非吸水材料的器具挑取；挑取时要挑取大便里面颜色异常或者带有黏液、脓液的部位，不要混入尿液或者其他东西；挑取的量至少要有黄豆大小；如果是做恶性肿瘤筛查，留取标本前还要素食三天，不能口服维生素C。最后，也是最重要的一点，千万要留取"新鲜"的大便，"新鲜"的定义是指从留取标本到送检绝对不能超过1小时。这样的大便标本对疾病的诊断才会起到最大的辅助作用。

（作者刘冀川系四川省肿瘤医院检验师）

什么是基底细胞癌

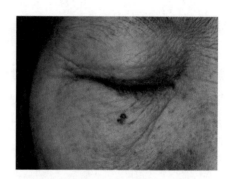

这是一位门诊就医患者的照片。几月前，她的右面部突然出现一块如图所示的黑色斑块，且有逐渐扩大的趋势。这样的皮损粗略一看就像一个普通的色素痣，但门诊医生对皮损进行仔细检查后，觉得来者不善，于是进行手术切除，病理检查证实是基底细胞癌。

什么是基底细胞癌？基底细胞癌是最常见的皮肤肿瘤，因为其发病与阳光中的紫外线关系密切，所以常常暴露在阳光中的头面部是最好发的部位。

要了解这个病，首先得认识一下皮肤的结构。皮肤可分为表皮和真皮，如果把人的皮肤想象成一件棉衣的话，那么表皮就是衣服表面的那层比较致密的布料，而真皮则是底下较为疏松的填充物。其中表皮又有自身的层次结构，就像植物的根、茎、叶一样，从根部向外层生长分化，最后形成落叶脱离（皮屑），而基底细胞层就是表皮的根部，即是表皮最下面那一层，基底细胞常常起源于这里。

基底细胞癌长什么样呢？它临床表现类型多种多样，可以表现为结节或溃疡，也可以表现为痣一样的色素、斑片，甚至可以表现为白色的硬质斑片或痂壳样的皮损。因此，专业医生的建议尤为重要，结合皮肤镜、病理活检等

傅
柄
钢

手段进行确诊。皮肤镜是一种无创性的检查手段，类似一个高倍放大镜，可以将局部的皮损拍照放大来进行观察和模式分析，根据其外观特征来判断风险程度。当通过皮肤镜检查后评估认为风险较大的，就需要手术切除进行病理检查确诊，也就是将皮损切下来，通过特殊处理后，由专业的病理医生在显微镜下进行分析，从而得出准确的诊断结论。

基底细胞癌的危害大吗？皮肤基底细胞癌虽然是"癌"，但并没有想象中那么可怕，因为它发生转移的概率很低，因此在治疗上相对容易。但需要强调的是，要做到早发现并切除干净。抱着侥幸心理拖延或是过于紧张焦虑都是不可取的，更不可盲目的进行激光、冷冻切除，甚至自行乱用药处理，否则可能延误病情。

（作者傅柄钢系四川省肿瘤医院主治医师、四川省中西医结合学会烧伤与创面修复专委会青年委员）

是痣还是黑色素瘤　专家教你『五招』识别

黑色素瘤是长在皮肤上的一种恶性肿瘤，并不常见，却是最致命的一种皮肤癌。它的发病率因地区、种族的不同而有差异，在发达国家，发病率预计在9人/10万人，而在欠发达地区仅为0.6人/10万人。在中国，黑色素瘤总发病率为0.47人/10万人，死亡率为0.26人/10万人。

黑色素瘤若能在早期发现，通常是可以治愈的。如果没有在早期被发现，肿瘤可能进展并且扩散到身体的其他部位，这个时候治疗会变得困难，可能会致命。

皮肤表面的一些棕色痣通常情况下都是无害的，当然也不绝对，关键是如果痣发生变化，你能及时发现。现在给大家说说，痣演变成黑色素瘤的特征性"ABCDE"变化，如果有发现一个或多个变化，那就得赶紧就医。

A—Asymmetry（不对称）。如果从痣的中间画一条线，线两边的痣大致能对上，就是说这是对称的；如果两边明显很难对上，即不对称，这是一个黑色素瘤的警示征兆。

B—Border（边界）。良性的痣通常看起来边缘比较光滑，不像黑色素瘤。早期的黑色素瘤往往边缘都显得不平整，边缘呈扇状或锯齿状。

C—Color（颜色）。所有的良性的痣看起来颜色都很均一，多数呈单棕色。如果痣呈现多种颜色，通常也是警示症状，比如出现各种程度的棕色、褐色及黑色。

D—Diameter（直径）。良性的痣通常直径会比恶性的痣小。黑色素瘤的直径通常较大（6毫米左右），但是有时候黑色素瘤在发现时也可能很小。

张容　肖继伟

E-Evolving(进展)。普通良性的痣随着时间的变化一般是不会变化的。当身上的痣开始出现长大或任何变化时，就需要小心了。最好能自己拍一张照，做前后对比。

以上就是"ABCDE"五步识别法。大家只要记住如果是形状不对称、边界不平整、颜色不均匀、看起来比较大，而且在变化的"痣"可能都是不太好的，建议及时就医确诊。

另外，还需要提醒的是，有些黑色素瘤并不是由痣演变而来，而是"凭空"出现的。

引发黑色素瘤的危险因素

紫外线照射：导致黑色素瘤的最主要因素就是紫外线照射。紫外线中的 UVA、UVB 均有可能对人体造成伤害，其中 UVB 可以被体内的 DNA 吸收，造成 DNA 损伤及突变。

遗传因素：与白色人种常见的间歇性高强度紫外线照射所致的黑色素瘤发病不同的是，黄色人种黑色素瘤的患者原发病灶多位于足跟、掌趾、脚趾和手指的甲下等极少暴露于紫外线照射的地方，这表明黑色素瘤的发病可能与紫外线照射关系不大。多项研究指出：足跟、掌趾、黏膜的黑色素瘤与其他部位的黑色素瘤相比，有着截然不同的基因突变。

其他因素：长期慢性摩擦、内分泌、化学致癌物等。

（作者张容系四川省肿瘤医院骨软组织外科护士长、主管护师，四川省脊柱脊髓损伤专委会护理组委员，成都护理学会外科专委会委员；肖继伟系四川省肿瘤医院骨软组织外科病区主任、主任医师，四川省医学会骨科专委会骨肿瘤骨病学组副组长，中国抗癌协会肉瘤专委会软组织肉瘤学组委员）

参考文献

[1] 郭军.黑色素瘤 [M].北京：人民卫生出版社，2014.

[2] 郭军，梁军，秦叔逵，等.中国黑色素瘤诊治指南 (2011 版)[J]. 临床肿瘤学杂志，2012, 17 (2)：159–171.

儿童颈部出现无症状肿块须重视

大多数家庭可能从未想到自己的孩子会有甲状腺结节或甲状腺癌，一旦发现就很焦虑，希望通过相关知识的介绍，降低家长的焦虑。

儿童患甲状腺结节多吗？儿童甲状腺结节是恶性肿瘤的风险大吗？

与成人比较，甲状腺结节在儿童中少见（儿童占 1%、青少年占 13%、成人占 50%），近年来有增长的趋势。儿童甲状腺结节更应该重视，因为儿童中约 30% 的甲状腺结节是癌（成人中这一比例为 10%～15%），也有文献报告高于这个比例。一般来说，青春期前儿童的甲状腺结节是癌的风险较高。

儿童患甲状腺癌的病因是什么？

过去 10～15 年间，患甲状腺癌的儿童数量有所增长，发病原因目前尚不是很明确。首先，放射线照射史是比较明确的因素之一，包括医源性辐射（由于患有其他疾病颈部接受放射治疗）和环境中的辐射暴露，甲状腺是唯一一个小于 0.01 戈瑞剂量就可致癌变风险的器官。此外，发病原因还有遗传因素、环境因素、饮食因素、肥胖等。

儿童甲状腺癌怎么诊断，如何早发现？

儿童甲状腺癌的发现，大多是在偶然发现颈部肿块就诊，症状是儿童颈前出现无痛性的孤立性结节，无任何不适，也很少有其他症状，因而容易被忽视而延误诊断。儿

王朝晖

童甲状腺癌较之成人更容易转移，约 15% 的儿童甲状腺癌确诊时会发现肺转移。因此，对于儿童颈部无症状肿块须重视。

颈部彩超是最重要的检查方式，有助于诊断是否是甲状腺癌，当发现颈部有肿大淋巴结时，应该仔细检查甲状腺，有甲状腺结节的儿童，应该定期复查甲状腺彩超，儿童还可能会发生弥漫性浸润性乳头状甲状腺癌（一种侵袭性较强的分化型甲状腺癌），对于形态不好的结节应该在超声引导下进行细针穿刺诊断，对可疑性颈侧区淋巴结也应进行超声引导下细针穿刺。

由于儿童患甲状腺癌的风险高，是不是所有甲状腺结节都要做手术？

不是所有儿童甲状腺结节都要手术，对于儿童甲状腺结节的评估要参考一些临床特征：年龄、辐射暴露史、甲状腺癌家族史、彩超描述、穿刺细胞学结果。如果没有辐射暴露史、没有甲状腺癌家族史、彩超提示没有恶性征象，可以定期随访，包括颈部彩超和抽血查甲状腺功能。大多数良性结节大小稳定，如果结节长大需要再次行细胞学检查或必要时进行手术（有压迫症状、病变增长明显或有恶性变化的迹象）。

儿童患甲状腺癌怎么治疗？

90% 以上的儿童甲状腺癌是分化型甲状腺癌（乳头状甲状腺癌和滤泡状甲状腺癌），来源于甲状腺滤泡细胞。主要的治疗方法仍然是手术、术后 TSH 抑制治疗和术后 [131] 碘核素治疗。一般来讲，没有转移、病灶较小、位于一侧腺叶内、没有外侵的可以行腺叶加峡部切除术，但大多数儿童来就诊时甲状腺肿块往往很大、多灶、外侵、大都伴有颈部淋巴结转移（50%～80%），还有不少发生肺转移，因此多数儿童甲状腺癌推荐全甲状腺切除和相应区域的颈淋巴结清扫术。

部分分化型甲状腺癌的患儿术后需要 ^{131} 碘核素治疗，建议在专科医生的指导下选择 ^{131} 碘治疗，同时也建议家属全面了解 ^{131} 碘疗法的风险和益处，参与最终的治疗决策。

所有患儿术后都应该行内分泌治疗：儿童甲状腺癌术后要终身服用左甲状腺素片，进行 TSH 抑制治疗或甲状腺素替代治疗，至于服药量根据患儿的分期及术后危险分层由专科医生给予指导。一般来讲，儿童分化型甲状腺癌预后较好。

由于治疗后长达 30～40 年的时间里都有复发风险，所以甲状腺癌患儿必须长期随访。这期间可能会面临就业、生育，有的需要调整左甲状腺素片剂量，必须在专科医生的指导下进行。

有一种较少见特殊类型的儿童甲状腺癌——髓样癌，是怎样的疾病？

甲状腺髓样癌（MTC）是甲状腺癌中的一种特殊且少见的类型，它和分化型甲状腺癌不一样，是从甲状腺的滤泡旁 C 细胞发展而来，通常有家族性。甲状腺髓样癌有以下三种发生方式：散发 MTC，即非遗传性的（仅发生于成人）；家族性甲状腺髓样癌（FMTC），即遗传性的；同时伴有另一些部位的肿瘤，作为遗传性肿瘤综合征一部分的多发性内分泌腺瘤（MEN2）。在 DNA 检测中发现 RET 基因突变的患者 90% 最终发生甲状腺髓样癌，因此有甲状腺髓样癌的家庭应该做遗传基因评估。建议有 MEN2 家族史的儿童，应该尽早抽血检测 RET 基因突变，MEN2A 家族儿童应在 5 岁前检测，MEN2B 家族儿童应在出生后即进行，根据基因突变点建议甲状腺切除的时机。

儿童甲状腺髓样癌如何治疗和随访？

儿童甲状腺髓样癌治疗为手术切除全部甲状腺并清扫颈部淋巴结，手术之前除了影像学检查外必须查血清降钙素和癌胚抗原，明确诊断的同时可以作为筛查疾病复发的依据。对于通过体检发现甲状腺和颈部淋巴结肿大才诊断甲状腺髓样癌的患儿，应该行颈、胸、腹的全面检查及 RET 基因检测。术后均需要进行甲状腺激素替代治疗，必须终身服用左甲状腺素片，TSH 在正常水平即可，药量在医生的指导下调整。放射性碘治疗对髓样癌无效。

术后应该长期随访，术后 2～3 个月开始查血清降钙素和癌胚抗原，影像学检查包括彩超、CT/MRT。对于诊断 MEN 的患儿，根据 RET 突变类型不同，从 10～20 岁开始每年筛查相关肿瘤（嗜铬细胞瘤、甲状旁腺功能亢进）。

日常生活中，患者及家庭需要明白什么是甲状腺髓样癌和 MEN，应该做什么样的检查。在 MEN2A 和 MEN2B 的家庭，下一代儿童有 50% 风险出现 RET 基因突变而发生甲状腺髓样癌和其他相关疾病。

由于甲状腺癌病因无法明确，早发现、早诊断、早治疗对于患儿尤为重要。彩超检查是发现甲状腺癌的重要手段。家长要提高对儿童肿瘤的警惕，对于有甲状腺结节的患儿定期做甲状腺彩超检查。如果已经发现颈部有肿物，应尽快就医。

（作者王朝晖系四川省肿瘤医院外科中心副主任兼头颈外科中心副主任、主任医师，中国抗癌协会甲状腺癌专委会常委，四川省抗癌协会头颈肿瘤专委会主任委员）

参考文献

[1] FRANCIS GL, WAGUESPACK SG, BAUER AJ, et a1. Management Guide-lines for Children with Thyroid Nodules and Differentiated Thyriod Cancer[J]. Thyroid, 2015, 25 (7)：716-759.

[2] 高明, 葛明华 . 甲状腺肿瘤学 [M]. 北京：人民卫生出版社, 2018.

[3] 关海霞, 吕朝晖 . 解读甲状腺癌 [M]. 沈阳：辽宁科学技术出版社, 2014.

肺癌早诊很重要

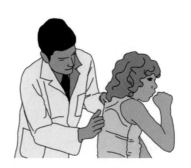

年满 50 周岁、有长期吸烟史、有职业暴露或二手烟暴露风险的、有一级亲属肿瘤史等人群，如发现肺部结节应该引起重视。

肺癌早诊的目的就是力争在肺癌还处于原位癌、微小浸润癌或极早期（Ⅰa 期）的时候诊断出来，在其转移前治愈。近年来，随着肺癌手术和放疗技术的飞速发展，这类肺癌的治疗也向"微创""精确""单一治疗""极低死亡率"发展。

影像学 LDCT 诊断是肺癌早诊的重要手段，总体来讲就是看"大小""颜值""生长"和"随访"。"颜值"是指结节长得是否"好看"，例如结节形状规则、质地均匀、边缘光滑，则良性的可能性大；如果形状不规则，有"分叶"，周围还有"毛刺""凹陷"，那么就要怀疑是肺癌。"生长"很好理解，都知道肺癌长得快，良性疾病长得慢，但这也不是绝对的，因为肺癌的发展也有一个比较长的过程，肺癌实性结节的容积倍增时间为 40～400 天，而部分实性结节和磨玻璃样结节的倍增时间就显著大于 400 天，呈"惰性"生长。"随访"就是指对不能排除肺癌的结节在规定时间内复查低剂量薄层螺旋 CT（LDCT），或者先按照良性结节进行治疗后复查，如果结节缩小了，则良性的可能性大，反之

庄
翔

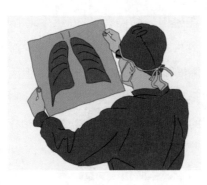

则要进一步诊断。

　　随着 LDCT 的设备和软件技术的发展，已经能够分辨结节的很多细节，但它总归是靠"看"的，对于直径在 1.5 厘米以内的肺结节，尤其对部分实性结节或磨玻璃样结节也存在着"猜"的问题。为此，专家们根据结节的类别制定了相应的诊断和治疗策略。

　　用"颜值"和"大小"将结节分为高危、中危和低危结节。对高危结节建议 MDT 会诊，对高度怀疑者采用纤维支气管镜、肺穿刺活检进一步诊断或直接手术；对怀疑者采用抗感染治疗后一月复查，如果没有明显变化则须手术，如果缩小则随访。对于中危结节采取 3 个月复查，低危结节 1 年复查，如果结节长大则按高危结节处理。由于肺部分实性结节的肺癌风险最高，而且 LDCT 的鉴别诊断又较困难，因此采用了更加激进的评估手段，只重"大小"和"生长"，不重"颜值"。只有高危和中危，没有低危。对直径 > 8 毫米的结节定义为高危结节，直径 ≤ 8 毫米的结节为中危结节。

　　纯粹的磨玻璃样结节在 LDCT 中更加难于鉴别诊断，不过这部分结节如果诊断为肺癌，大多是原位癌、微小浸润癌、极早期肺癌，治疗效果基本等同于良性疾病，因此没有高危的分类。

（作者庄翔系四川省肿瘤医院胸外中心主任医师、医学博士，四川省卫生健康委员会学术带头人，中国抗癌协会肿瘤科普专委会常委，四川省抗癌协会肿瘤科普专委会主任委员，四川省抗癌协会理事，四川省抗癌协会食管癌专委会常务委员，成都市医学会胸心外科专委会常务委员）

低剂量螺旋 CT 检查可筛查早期肺癌

在中国，肺癌在近 30 年中增长了 46.5%，已经成为我国死亡率和发病率最高的恶性肿瘤。虽然大家都知道预防是降低肺癌发病率的根本方法，但因为预防有一定的难度，所以最现实的还是"早诊早治"，也就是通过体检发现没有症状的早期肺癌，从而提高患者的治疗效果，降低死亡率。

什么是肺部结节？

肺部结节是指肺内直径小于 3 厘米的类圆形或不规则病灶，根据其密度分为三类：实性结节、部分实性结节和磨玻璃样结节。实性结节是指软组织密度的结节；磨玻璃样结节指密度较周围肺组织略增加，但可以看到其内的血管和支气管影；部分实性结节指既有磨玻璃的密度，又有实性结节密度的结节。

如果我们把肺当作一个森林的话，实性结节就是森林中已经有了一座城市；磨玻璃样结节就是森林中有人在伐木平整土地；而部分实性结节就像一座正在建设的城市，既在平地，又在建房。但要明确平地是不是建城？或在建的、已经建成的城市是不是恶毒侵略者（肺癌）的基地？还真的要靠检查。

肺部结节的检查方法

低剂量薄层螺旋 CT（LDCT）检查是最可靠的肺癌筛查检查，甚至可以发现 ≤ 1 厘米的肺部结节。2011 年美国国家肺癌筛查实验报道使用 LDCT 可以大幅提高早期肺癌的检出率，但大量非肺癌的结节被检出又增加了新的问题，不仅增加了体检者的心理负担，也导致了过度诊断和治疗。

庄

翔

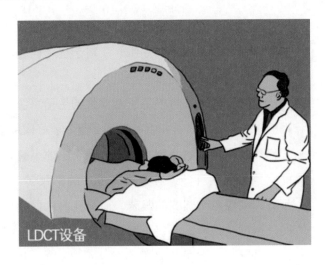

LDCT设备

因此，在很多首次大规模做 LDCT 体检的单位，都会出现一句新的问候语："你做 CT 没有？肺上没包哈？"

肺部结节的原因

良性疾病、肺癌和肺转移癌是肺部结节的主要原因，从目前的文献看，良性疾病依然是肺部结节的主要病因，70%～96.4% 的结节都是良性结节，但在诊断为疑似肺癌的结节中，有 60% 左右的结节被确诊为肺癌，而部分实性结节的恶性可能性最高，其次是磨玻璃结节和实性结节。因此，快速地鉴别诊断结节的良、恶性，尽快治疗，又避免过度诊断和治疗，是肺部结节诊断的重点。在发现了肺部结节后，建议由影像科、呼吸内科、肿瘤内科、放疗科和胸外科医生共同会诊（Multiple Disciplinary Team, MDT），确定下一步的治疗或随访复查方案。

（作者庄翔系四川省肿瘤医院胸外中心主任医师、医学博士，四川省卫生健康委员会学术带头人，中国抗癌协会肿瘤科普专委会常委，四川省抗癌协会肿瘤科普专委会主任委员，四川省抗癌协会理事，四川省抗癌协会食管癌专委会常务委员，成都市医学会胸心外科专委会常务委员）

宫颈糜烂会变成『癌』吗

在日常工作中经常会遇到患者向我咨询："体检发现了宫颈糜烂，得不得变成癌哦？"对于这个问题，今天我们就来"刨根问底"。

首先我们来了解一下正常女性的生殖系统。用一位女性的身体来比喻，正常女性的输卵管，就好像纤细的手臂，子宫体就像挺拔的身躯，宫颈就像结实的小腹。正常女性的宫颈分为两种，一种是没有生产的宫颈（未产式），宫颈看起来像一个圆圆的眼睛，而瞳孔的位置就是宫颈管所在，通过宫颈管这个狭小而长的隧道就到了子宫腔。而另外一种是生产过的女性的宫颈（已产式），由于生产的原因，宫颈这个圆圆的眼睛变成了微笑的"嘴"。虽然两种宫颈长得不一样，但它们都属于正常的宫颈。

生病的宫颈——宫颈糜烂，也就是宫颈出现了破损溃烂，就像斑驳的老墙开始"脱皮"了。根据它溃烂破损的程度和面积不一样，又分为轻度、中度、重度三种。

宫颈糜烂的女性经常会出现白带增多、阴道瘙痒等症状，这些大多数是因为炎症引起的，通过正规的治疗是可以完全治愈的，所以听到"糜烂"不要再"色变"了。

宫颈癌的表现跟宫颈糜烂非常相似，大家常常"谈癌色变"，是因为我们肉眼看到癌细胞所引起的宫颈破坏可能不及它本身的1/10。就像一个平静的海面上，我们看到的冰川只是露出海面的那一部分，可能在海面以下会有更庞大的冰川。宫颈癌有可能在宫颈表面的破坏非常小，但是通过宫颈管隧道，癌细胞其实已经对宫颈有了更深的破坏，而表现形式可能是"糜烂"，也可能是"菜花"，抑或者是"溃疡"，严重的可能转移到更远的地方。

那为什么人会得宫颈癌呢？宫颈癌一般是由HPV病毒

胡

婷

感染引起的，HPV 病毒又叫人乳头瘤病毒，常常表现为性生活后阴道出血，大家千万不要忽视这一个症状。很多女性朋友认为性生活后阴道出血是自己的隐私，羞于启齿，但这样很容易漏掉早期宫颈癌的诊断，追悔莫及。现在我们可以回答最开始的疑问了，也对宫颈糜烂和宫颈癌之间的关系有了更清晰的认识，宫颈糜烂不等于宫颈癌，糜烂只是宫颈病变的一种表现形式，绝大部分宫颈糜烂属于宫颈炎，可以治愈。

那宫颈癌怎么早期发现呢？宫颈癌的筛查主要有三种"手段"：妇科检查、宫颈液基细胞学检查、宫颈 HPV 检测。妇科检查是最直接、最经济、最便宜的筛查手段，千万不能忽视这个有用又节约的方法，医生通过"窥视"宫颈和"触摸"宫颈就可以初步判断宫颈疾病。当然"眼见也不一定为实"，所以也需要通过"仪器检查"来帮助医生确诊，那就是宫颈液基细胞学检查和宫颈 HPV 检测。前者是通过刷取宫颈上的细胞来帮助诊断宫颈疾病，就像是用扫帚清扫墙壁的灰尘，刷下了的细胞就是"灰尘"，帮助医生判断"墙壁"也就是宫颈的情况。HPV 检测是了解宫颈是否感染导致宫颈癌的"罪魁祸首"。通过早期筛查是完全可以预防和治愈宫颈癌的。

所以，糜烂不是癌，早查早防治，才能健康你我她。

（作者胡婷系四川省肿瘤医院主治医师）

胰腺癌要早发现、早诊断

胰腺在民间俗称"联蹄"，是人体重要的消化腺体，分泌多种酶和激素参与人体的消化代谢过程。位于人体上中腹部，横卧于十二指肠和脾之间的腹膜后，前方有胃肠及网膜等遮盖，分为胰头、颈部、体部、尾部。胰腺癌发病占全身癌肿的 1%～2%，可发生在胰腺的任何部位，约三分之二发生在胰头，由于位置比较深，早期症状常常不典型，而且胰腺癌容易发生血循转移、淋巴结转移及神经根侵犯等，确诊时大多已至晚期，仅有 15%～20% 可以手术治疗。

怎样做到早期发现？

胰腺癌症状常常因发生的部位不同和病程早晚不同而有所不同，最常见的症状为上腹饱胀不适或上腹疼痛。其次是黄疸，进行性加重的无痛性黄疸往往是胰头癌的首发

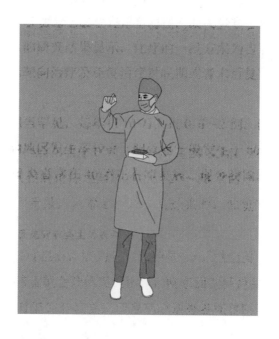

冯燮林

症状，可同时伴有皮肤瘙痒。尽管常常先于腹痛出现，但并不意味着比较早期，一般提示肿瘤已经进入进展期，出现黄疸的胰头癌患者中大约只有50%有手术切除机会。其他症状尚有消瘦、消化不良、食欲不振等。

一般来说，对于40岁以上有下列症状者应警惕胰腺癌的可能：不明原因的消瘦，近期发生的顽固性的腰背痛及肚脐平面或以上的腹痛，近期出现腹泻、糖尿病或者原有糖尿病突然加重，进行性加重的黄疸，不明原因反复发作的胰腺炎。如果出现这些情况应尽快去医院进行相关筛查。

在医院的常规检查中，黄疸尤其是直接胆红素升高的梗阻性黄疸往往是胰头癌的重要生化改变。肿瘤标志物中，糖类抗原CA19-9在消化道癌患者的血清中浓度可以升高，在一半以上的胰腺癌、胆管癌中可明显升高，不仅可用于诊断，也可以用于随访及监测手术后肿瘤复发。

治疗胰腺癌的措施？

手术切除是胰腺癌治疗最有效的治疗方法。手术不仅切除了原发肿瘤，还需要解决伴随的胆道梗阻、胃十二指肠梗阻和肿瘤对神经的侵犯、压迫等。不过由于胰腺癌具有容易发生转移、容易侵犯神经及沿神经鞘转移等生物学特性，有15%～20%可以手术治疗。不能切除的局部进展期肿瘤一

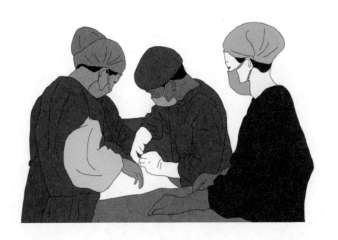

部分可通过新辅助化疗获得手术切除，也可以通过近距离放疗联合化疗等控制症状，延长患者的生存时间。对于手术切除后有淋巴结转移、神经侵犯、癌残留以及无法手术的晚期患者都可以通过化疗等延长患者的生存时间。

对于一部分晚期胰腺癌虽然失去了手术根治机会的患者，如果出现了胆道梗阻或消化道梗阻往往也需要进行转流手术解除胆道及消化道梗阻，以改善其全身状况，为其他治疗创造条件。

（作者冯燮林系四川省肿瘤医院肝胆胰外科病区主任、主任医师，中国抗癌协会胰腺癌专委会委员，四川省抗癌协会肝癌专委会候任主任委员）

治疗篇

TREATMENT

没必要谈『核』色变

您做过 CT 吗？做过磁共振吗？

目前，核医学检查在临床中应用十分广泛。大多数人因为缺少对核医学常识的了解，往往谈"核"色变。对于核医学的了解，大部分人第一印象就是以前核武器或核事故给人类带来的巨大损伤。因此，当去医院医生建议做核医学检查时，便会担心核医学检查会不会使人体遭到辐射损伤、致癌、致畸等。那么，核医学检查辐射究竟有多大？

走进医院，大家都知道内科、外科，也知道检验科、放射科等，但一说起核医学科可能很多人没有听说过。其实，核医学科已有 100 多年的历史了。

核医学科是利用现代核技术诊断和治疗疾病的科室。提起核技术也许人们会害怕，实际上，核医学主要利用少量短半衰期的核素，对人体的辐射很低，因此对人体是非常安全的。

核医学检查辐射到底有多大？

辐射的本质是能量交换/传播，宇宙中任何非绝对零度的物体都存在辐射，也就是说包括水、土壤、岩石、空气在内的一切物质，甚至是大气以外都有辐射，辐射无处不在。辐射对我们人体是否有伤害，就得看辐射能量的高与低。

举几个例子：您每天就算什么都不做，正常晒太阳、吃饭，每天辐射剂量大约就有 0.006 7 mSv（毫西弗）；我们到机场接受安检时，从 X 射线扫描仪接受的辐射为 0.000 1 mSv；在飞机中，到 33 000 英尺 * 的时候，每小时辐射强度大约是 0.002 mSv，当高度更高或者接近地球两极

王
黎

* 1 英尺 = 0.3048 米。

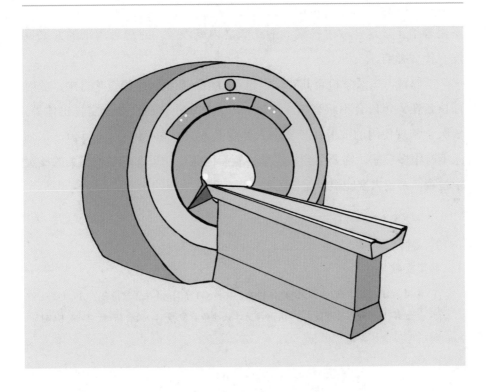

时，最高可达 0.003 mSv；一次口腔 X 线的辐射剂量为 0.005 mSv；一次胸透拍片的辐射剂量为 0.1 mSv；一次全身 CT 的辐射剂量为 10 mSv；一次 PET-CT 的辐射剂量为 25 mSv；而一次骨密度检查的辐射剂量为 0.001 mSv；一次核医学肾脏检查的辐射剂量为 1.6 mSv。我们受到的核辐射是否有害，取决于其辐射量的高低。核医学检查可以说是无创、低辐射的检查，与其他已经明确的致癌因素相比，核辐射有害风险极低。

做了核医学检查的患者对周围的人有没有影响？

普通人每天接受的本底辐射（常作为参考指标）是 0.006 7 mSv；而根据我们实测的结果和计算，当你每天跟患者保持 1 米的正常交流距离接触 8 个小时，一天下来接受的剂量为 0.005 2～0.020 7 mSv，实际只相当于你正常生活 1～3 天的辐射剂量，所以对于患者周围的人来说，就更不用害怕了。这些放射核素一般一天之内就没了，对患者周围的人来说没有什么影响。

所以说，核医学检查其实一点也不可怕。在核医学检查项目中，放射性核素在人体内会不断衰减，再加上随人体大小便也会加速它排出体外。核医学常规使用的放射性核素在人体内基本只存在 24 小时。目前，在临床上有很多疾病，需要用到核医学检查。因此，如患者需要做相关的核医学检查，希望大家能积极配合医生，以免耽误疾病的诊治。

（作者王黎系四川省肿瘤医院护师）

参考文献

[1] 黄娟. CT 辐射大吗? 会致癌吗? 体检要不要做 CT？[J]. 养生保健指南, 2019, (47)：89.

[2] 金红萍, 方庆钢, 岳增良, 等. 认识核医学让生命更健康 [J]. 饮食保健, 2018, 5(48)：296-297.

大家都知道目前肿瘤治疗方式主要有手术、放疗、化疗、免疫疗法等，今天给大家讲一讲被世界公认为 21 世纪最尖端的放疗技术、肿瘤治疗的"高富帅"——重离子放射治疗。从 20 世纪 70 年代以来，先后有美国、德国、日本和中国开始利用质子重离子束治疗肿瘤的试验研究，并且取得了不错的成绩，而我国是世界上第四个开展质子重离子肿瘤治疗临床试验研究的国家。

"身世之谜"

1946 年，美国罗伯特·威尔逊首次提出使用质子或重离子治疗肿瘤；

1957 年，美国劳伦斯伯克利实验室（LBL）首先用氦（He）离子进行肿瘤治疗；

1974 年，美国又用氖（Ne）离子对肿瘤患者进行治疗；

1993 年，日本政府提供大量资金，建成了专用于重离子治疗临床试验研究的重离子加速器；

1994 年 6 月到 2006 年 8 月，日本使用重离子治疗肿瘤患者在临床试验研究中取得了极大的成功；

2003 年 11 月，日本政府评价和确定了碳（C）离子束为先进的肿瘤治疗离子之一，正式启动第 2 个"癌症控制 10 年战略"；

1997 年到 2004 年 3 月，德国重离子研究中心（GSI）共收治头颈部肿瘤患者 205 例，总体疗效非常显著；

在我国，中国科学院近代物理研究所利用兰州重离子研究装置提供的中能碳（C）离子束，使我国成为世界上第 4 个实现重离子治癌的国家。2007 年，建立了甘肃省重

肿瘤治疗的『高富帅』——重离子放射治疗

王
静

105

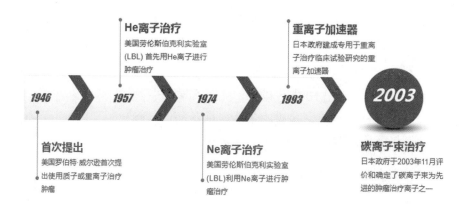

离子束治疗肿瘤临床研究基地和重点实验室。

"庞大家族"

首先要给大家介绍什么是放疗？放疗即放射治疗，是利用高能射线作用于生命体，使生物分子结构改变，达到破坏肿瘤细胞目的的一种治疗方法，而重离子治疗也是放疗的一种。目前，临床上应用的放射线主要有X线和伽马射线（γ）两种。

放疗时不使用X线和γ线，而使用重离子放射线，即为重离子治疗。重离子，泛指重于2号元素氦（He）并被电离的粒子。重离子放射线是把碳、氖、硅、氩等离子用专业机器（加速器）加速到接近光速的射线。虽然有这么多重离子可供我们选择，但经过科学家们的不懈努力，最终认为碳是最适合治疗肿瘤的离子。

"个人魅力"

传统放疗：是一种光子线，例如X线、伽马射线（γ）。X线和伽马射线（γ）在进入体内后照射能量逐渐衰减，衰减过程较长，整个照射区域的细胞都会受到损伤，而不仅仅是肿瘤细胞，所以对人体的损伤较重；且

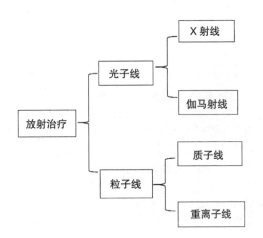

传统放射线更多的是打断脱氧核糖核苷（DNA）的单链，而 DNA 本身就具有很强的修复能力，肿瘤细胞就不能被杀死，这也是肿瘤容易复发的原因之一。

重离子放射治疗：重离子是指更大的粒子［常指碳离子（C）］，进入人体后能量释放较少，当到达射程终末时，能量全部释放在肿瘤病灶，即所谓的布拉格峰（物理特性）。重离子的体积大、能量多，可以直接破坏脱氧核糖核苷（DNA）中的双链，使受伤的 DNA 无法恢复，直接命中靶心，因此被推荐用来治疗抗阻型和乏氧型肿瘤。

"职业规划"

说了那么多，既然这个重离子治疗那么好，那哪些肿瘤可以用这个治疗呢？目前主要用于放射治疗区域前后均需要保护的重要器官，如：球后肿瘤（前有晶体，后有视神经）；儿童肿瘤；多次手术后复发、肿瘤血供差、乏氧的肿瘤；常规放疗后残留或复发的肿瘤；对常规放疗不敏感的肿瘤，如恶性黑色素瘤、骨瘤和软组织肉瘤等。

"展望未来"

重离子射线被称为是 21 世纪最理想的放射治疗射线，在一些难治性肿瘤的治疗方面将会发挥巨大的作用。

（作者王静系四川省肿瘤医院临床护士、护师）

参考文献

[1] WILSON R R. Radiological use of fast protons[J]. Radiology, 1946, 47 (5) : 487−491.

[2] CASTRO J R. Heavy charged particle irradiation of human cancers[J]. Radiat Med, 1983, 1 (1) : 70.

[3] 魏世华, 刘倩. C 离子束放射治疗肿瘤的进展 [J]. 原子核物理评论, 2008, 25 (04) : 402−408.

[4] JAKEL O, KRAMER M, SCHULZ−ERTNER D, et al. Treatment planning for carbon ion radiotherapy in Germany: Review of clinical trials and treatment planning studies[J]. Radiother Oncol, 2004, 73 (Suppl 2) : S86.

[5] 马林, 周桂霞, 冯林春. 恶性肿瘤高 LET （重离子. 快中子）放射治疗学 [M]. 北京: 军事医学出版社, 2007.

[6] 杨小龙, 陈惠贤, 陈继朋, 等. 医用质子重离子加速器应用现状及发展趋势 [J]. 中国医疗器械杂志, 2019, 43 (01) : 37−42.

[7] 张秋雅, 俞海萍. 质子、重离子放疗护理研究进展 [J]. 护理研究, 2018, 32 （22） : 3506−3510.

[8] 邢丞, 李敏. 重离子技术治疗肿瘤的进展 [J]. 中国医学装备, 2010, 7 (11) : 64−67.

故事一：

江大爷是位鼻咽癌患者，一日江大爷哼着小曲走进病房……

大爷：我和我的祖国，一刻也不能分割……

护士：大爷，几天不见，什么事这么高兴啊，要开始放疗了，准备好了吗？

大爷：我一个男的有啥好准备的？

护士：当然有啦，涂抹放疗保护剂，保持照射皮肤清洁，避免太阳过度照射，注意防晒。

大爷：我又不是去结婚，弄这么复杂干什么？多晒太阳还可以补钙、补血呢。

护士：大爷，多晒太阳的确能够促进钙的吸收，但是对于我们照射野皮肤来说是不能够暴晒的，这样会加重皮肤的炎性反应。补血是通过食物和药物来补充的，晒太阳可不行。

江大爷从衣服兜掏出一盒"抗癌神药"……

大爷：这是我老婆给我买的，说对我这个病好得很。

护士：是这种小广告吗？

大爷：小声点，小声点。

护士：这种广告是骗人的。您想，如果广告上的药有用，为什么我们专家不建议你直接用这个药物，而要做其他治疗呢？所以，这种"抗癌神药"的广告是骗你的。

大爷：唉，李白乘舟欲远行，忽闻岸上踏歌行。我叫李白来喝酒，喝下一醉解千愁，燕京百威口服液，红酒白酒一下口，就什么烦恼都没有。

护士：青青子衿，悠悠我心，何以解忧，唯有医院和我。

放疗被误会的那些事儿

黄亚斯 张健 杨婧

所以，谨遵医嘱最重要，戒烟戒酒要牢记，放射治疗会消耗，营养均衡要做到，平衡膳食搭配好，无须大补和草药。

大爷：我懂了，我懂了，护士，我放疗时间要到了，我们下次再聊，今天就先去放疗了。谢谢你了。再见！

护士：再见！

故事二：

小美是个宫颈癌患者，非常爱美，一日她衣着光鲜地走进病房。

小美：听说放疗会变黑，太可怕了！

护士：咦，这不是小美吗？你可真美啊，你这是要去干嘛？

小美：护士，今天放疗室通知我去定位，听说要画线，我准备画得美美地。

护士：小美，画线不是随意画画，而是为了确保摆位的精确度，从而达到更加精准的治疗，并且这些线是不能随便擦除的哟。

小美：还不能擦掉啊？

护士：小美，你涂口红了，还擦指甲油了，指甲还这么长，还带着金属项链。

小美：嗯，是的。

护士：治疗期间是不能留指甲的，更不能涂指甲油、涂口红，这样会影响我们对于你病情的判断和观察。金属物品也是不能带的，会增加对放疗皮肤的摩擦。

小美：那我可怎么见人啊？

护士：小美你本来就很美，为了身体健康，自然美也是美啊。

小美：好吧，为了健康，那我就暂且自然美一段时间吧。老师，你看看我身上还有什么不符合规范的地方？

护士：嗯，你都挺美的。总的来说，口红甲油都不要，金银首饰要摘掉，衣服宽松舒适高，确保标记线不掉，放射皮肤伞遮住，皮肤保护要做好。

小美：好的，好的，老师，我现在就去把它们拿掉。老师，我还有一个问题，放疗会不会掉头发呀？

护士：头颈部肿瘤患者放疗时，照射野区域可能会引起脱发，而得宫颈癌是不会出现脱发这种情况的。

小美：哦，那我就放心啦！

故事三：

李阿姨是个宫颈癌患者，女儿刚结婚，生下一对双胞胎。一日她忧心忡忡地走入病房……

阿姨：听说要放疗了，放疗是个什么东西？痛不痛？

护士：放疗就像做了一次日光浴，躺在治疗床上，盖好体膜，通过放射线的照射，几分钟就好了，这个过程不会有疼痛感。

阿姨：那就是把我放在上面烤哦？万一把我烤焦了怎么办呢？

护士：阿姨，你可真幽默，不用担心，放疗是通过精密设备产生的射线，对肿瘤部位进行精准的照射治疗，剂量是安全可靠的。

阿姨：护士，我还是害怕啊，我可不可以让我女儿陪我一起进去？

护士：放疗属于特殊治疗，治疗时家属只能在外等候。因为放疗产生的射线远远大于 X 线照射，会对健康身体产生影响的。

阿姨：这么凶啊，那我回去带我孙儿怎么办呢？

护士：这您就不用担心啦，当您治疗结束的时候离开放射源，就没有辐射了，不影响您享受天伦之乐。

阿姨：只要不影响我带孙儿，我这病就感觉好了一大半，谢谢护士。

护士：不客气。有事找我，阿姨快去准备放疗吧。

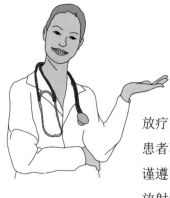

总结

放疗需时一月半	治疗瞬间勿陪伴
患者不是放射源	不会辐射生活圈
谨遵医嘱最重要	戒烟戒酒要牢记
放射治疗会消耗	营养均衡要做到
平衡膳食搭配好	无须大补和草药
口红甲油都不要	金银首饰要摘掉
放前心情放轻松	吃好喝足睡眠好
剃须理发勤洗澡	修剪指甲除龋齿（虫牙）
衣服宽松舒适高	确保标记线不掉
放射皮肤伞遮住	照射皮肤保护好
定时复查血常规	如有疼痛及时报
摘掉金属和假牙	戒烟戒酒身体好
放前放后聊一聊	配合医护效果好

（作者杨婧系四川省肿瘤医院腹部放射一病区护师；张健系四川省肿瘤医院护理部副主任、主任护师，西部护理研究中心肿瘤患者生存照护专委会主任委员，四川省护理学会科普专委会副主任委员；黄亚斯系四川省肿瘤医院腹部放疗科护师）

放疗中的常见问题

放疗前需要做哪些准备？

1. 要了解保护照射野部位皮肤的重要性与方法，主要包含以下部分：

◎患者应当穿着柔软、宽松、舒适的衣物，皮肤应尽量用柔软的丝巾保护。

◎保持照射部位皮肤清洁干燥，避免溃疡感染；可以用棉纱巾和温水洗，切忌用肥皂和粗毛巾擦拭。

◎局部避免冷热刺激、紫外线的直接照射，以免损伤皮肤。

◎切忌用手直接接触或者剥去干燥脱落的痂皮，以免影响皮肤的愈合时间。

◎放射治疗时保持照射部位皮肤的裸露，忌外物遮挡（有特殊要求的除外）。

2. 患者忌烟忌酒、忌辛辣刺激食物。

3. 进入放疗室不能携带金属物品，如手机、钥匙、手表等。

4. 按照与放射治疗师预约的时间到治疗机房外等候。

5. 告知患者基本放疗信息（如总的治疗次数、每周的治疗次数、体膜的放置位置等）。

6. 治疗前患者应适当休息，平静呼吸；治疗时患者呼吸幅度尽量与定位时保持一致，尽量不要有吞咽动作，而对于腹盆腔肿瘤患者，治疗时膀胱充盈度与定位时保持一致，同时保持大便通畅，以减小器官动度。

7. 告知患者注意营养均衡，维持体重稳定十分重要。

张啸龙
杨婧
蒋聪
李林涛

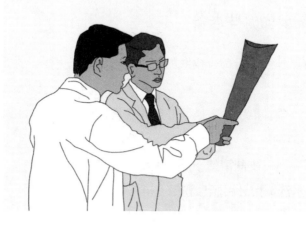

放疗会不会掉头发?

头颈部的肿瘤放疗时，照射野区域会引起脱发，一般发生在放射治疗后2～3周，即使这样也无须担心，放疗后引起的脱发还会长出来。当然头发长出来的数量，取决于放射剂量和放疗的方式；头发长出来的时间也会因人而异，一般患者会在放疗后2～3个月自然长出，少数对放疗敏感的患者时间会长一点。照射野区域之外的部分则不会脱发，所以常常会看到头颈部放疗的患者脱发在局部区域，而非整个头部脱发。胸部、腹部、盆腔、四肢的放疗不会引起脱发。

放疗后的治疗效果?

放射治疗的效果评价，短期内看，目标肿瘤是否消除和对副反应的控制程度；长期来看，主要关注局部是否复发。放射治疗是通过机器产生射线，穿过皮肤，直击肿瘤，目的就是要杀死癌细胞，同时尽量避开正常组织。所以，放疗的效果如何，最直接的手段是通过MRI/CT扫描，获取放疗前后的影像进行对比，分析肿瘤细胞是否完全消除，或者对于姑息性治疗患者，肿瘤是否减小到理想的程度，减轻压迫或者缓减疼痛。当然，放疗是一个生物效应的过程，射线作用于 DNA 链，然后影响细胞的分裂、增殖，最后反映到组织器官层面。这个过程需要一定的时间，最终肿瘤减小的程度一般在 1～3 月，所以患者要严格遵守医嘱，重视治疗结束后的定期复查，若发现问题能及时处理。

放疗反应大还是化疗反应大?

放疗是局部的治疗，周期长，反应相对迟缓，随着放疗的持续进行，肿瘤细胞剂量的不断累积，会引起相应的副反应，如照射头颈部的患者会有脱发、皮肤反应、口干等症状，胸部放疗患者会引起放射性肺炎、食管炎等，胃肠道、腹部放疗患者会有腹泻、恶心、呕吐等症状，但是这些反应出现得相对缓慢，同时随着治疗的结束会逐渐恢复。如今，精确放疗技术发展迅速也让副反应逐渐降低。

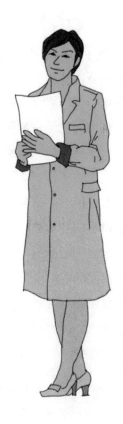

化疗是涉及全身的治疗，通过输液或者口服化疗药物，药物通过血液作用于全身，消除癌细胞，有手术和放疗不可替代的作用。化疗药物对人体有毒副作用，反应迅速，损伤性大。化疗的患者常常伴有恶心、呕吐症状，甚至短期内进食困难，抵抗力低下，痛苦程度高。现在也有很多减轻副作用的药物配合使用，尽量减轻患者痛苦，保证化疗的正常进行。

综上所述，随着多学科发展，各种治疗方法联合使用是大势所趋，治疗目的是最大程度提高疗效，同时降低相关副作用，提高肿瘤患者生存预后。

整个放疗周期多长？费用如何？

放疗的周期因病种和目的而定。不同的病种治疗方案不一。治疗目的分为根治性治疗和姑息性治疗。姑息性的放疗次数少、时间短，一般 5～20 次不等，主要为了减小肿瘤造成的影响，达到提高患者生存质量的目的。对于根治性的放疗，要给到足够的剂量，例如鼻咽癌患者用调强放射治疗的手段，原发灶要给到 68～72 戈瑞，按常规分割每分次 2.2～2.4 戈瑞，每周照射 5 次，一般在 1.5～2 月可以完成放疗。有的患者就会问："为什么不一次性直接照射完？"对于这个问题，科研人员通过研究发现，射线诱导肿瘤细胞发生凋亡，凋亡的产生是肿瘤受照射后细胞死亡的主要原因之一。进一步研究结果表明，放射线剂量相同的情况下，分次照射比单次照射的凋亡发生率高；受照后凋亡指数恢复的时间与首次照射剂量密切相关；总剂量一定时，分割次数及适宜的间隔时间可获得较大的凋亡反应。同时，根据不同肿瘤细胞放射生物学的特点予以的照射放射方式不一，例如肺癌单次大剂量照射需考虑肿瘤位置、肿瘤大小、与危及器官的关系等等，以免发生严重不良反应。

至于费用，与各省（市）的医保政策和物价局的定价有关。就单次照射的价格而言，做大剂量 X 刀的价格要高于普通常规分割的照射。就技术而言，有图像引导的调强放射治疗价格要高于普通的三维适形放射治疗。

（作者张啸龙系四川省肿瘤医院放疗技师；杨婧系四川省肿瘤医院腹部放射一病区护师；蒋聪系四川省肿瘤医院放疗技师；李林涛系四川省肿瘤医院助理研究员、中国抗

癌协会肿瘤科普专委会青年委员、四川省抗癌协会肿瘤防治科普专委会秘书）

参考文献

[1] 林承光. 肿瘤放射治疗技术操作规范 [M]. 北京：人民卫生出版社, 2019.

[2] 李赓, 游雁, 高健全.TP 方案联合调强放疗治疗局部晚期鼻咽癌的临床疗效 [J]. 实用癌症杂志, 2019, 34 (10)：1643-1645.

[3] 朱健,董琴晖,杨海华等. 放疗相关性脱发保护的剂量学研究及临床应用价值探讨 [J]. 肿瘤学杂志, 2018, 24 (10)：1034-1037.

[4] HAMILTON C S, POTTEN C S, DENHAM J W, et al. Response of human hair cortical cells to fractionated radiotherapy[J]. Radiotherapy and oncology: journal of the European Society for Therapeutic Radiology and Oncology, 1997: 433.

[5] 殷蔚伯, 余子豪, 徐国镇, 等. 肿瘤放射治疗学（第 5 版）[M]. 北京：中国协和医科大学出版社, 2018.

[6] 夏云飞,孙颖,陈晨,等. 鼻咽癌放射治疗临床参考指南 [M]. 北京：北京大学医学出版社, 2016.

放疗的流程

"医生，我今天入院了，明天能开始放疗吗？"很多患者认为入院后就可以马上开始放疗，其实没有那么简单。今天我们就来说说入院到上机治疗，需要经过哪些流程。

完善诊断阶段

患者入院时，往往诊断和分期并不是完全明确的，因此入院后需要做进一步的辅助检查以明确病理、分期等，这对治疗方案的制定尤为重要。该阶段，不同患者所需时间可能不一致，大多在 2～7 天，少数患者可能需要更长时间。

医生团队决策阶段

主管医生及上级医生根据具体情况确定放疗方案，包括采用的固定体位、放疗技术选择、给予剂量以及个体化治疗方案的综合制定。该阶段根据个体化差异，时间在 1 天以内。

体位固定制作

放疗是短时间将极高的能量打到肿瘤区域（靶区），而这个释放能量的过程肉眼不可见，且在当下没有感觉。目前，主流放疗技术一般是一个疗程 25 次，为了保证每次放疗的精确度，现阶段主流技术是需要将患者进行体位固定，常见方式为热塑膜搭配体架板或者真空垫、发泡胶等技术方式，制作过程通常在半个小时内，加上预约时间，该阶段耗时 0.5～1 天。

李林涛

定位图像采集

放疗靶区的确定是依据高精度的图像，常用的放疗图像为 CT 图像，因为要确定靶区所以放疗定位 CT 常见为定位增强 CT。有些患者需要配合核磁、PET-CT 或者骨扫描等，定位增强 CT 扫描时间一般在 3 分钟，核磁时间 20～30 分钟／例，所以导致核磁预约时间比 CT 长很多，如果仅仅只是定位 CT，耗时 0.5～1 天。

靶区勾画

放疗医生会根据采集的图像进行放疗区域的确定。目前来说，确定的方式为在断层图像上一层一层地勾画出需要放疗区域的轮廓，并需要保护重要的器官（如脊髓、心脏、肺等）。目前，常用的定位 CT 图像为 3 毫米／层，靶区长度及考虑到器官位移设置的动度区域一般需要勾画 100～150 毫米，特殊病例会更长。通常头部、颈部肿瘤患者勾画时间最长，熟练的放疗医生勾画头颈部的靶区需要耗时 4～6 小时。考虑到放疗医生会对患者的日常进行管理、同时管理多位患者以及医疗业务上的其他安排，同时在放疗医生勾画完靶区后还会进行一次高年资医生带队的团队审核，一般勾画靶区时间为 3～5 天。

计划制作

放疗计划制作的意思是医生对放疗靶区进行了定义，给予了处方剂量，同时对需要保护的器官和组织提出了保护要求，根据这些条件和要求，物理师借助专业计算机和系统，根据医生的要求，结合放疗设备的特点，进行合理的计划制作。比如，确定从哪个角度给予多少剂量、考虑放疗加速器的功能特性、用计算机模拟放疗的过程等，通过对放疗过程的模拟，尽最大可能精确执行放疗。在执行放疗前，还会在加速器上根据状态再次模拟一次计划，确保剂量准确无误。一般物理师在高性能计算机和专业的系统及高效的专业网络的协同支持下，通常需要 1～2 天，特殊病例可能需要更长时间。

计划的验证

制作完成的放疗计划需要再次经过医生团队的审核确认，然后在定位 CT 或者模拟定位机上进行放疗前的确认工作，主要是确认靶区的位置和计划的位置是否处于一致状态，若为一致状态，则可以进行治疗了，验证通常几分钟完成，加上预约及等待时间，耗时 0.5 天。

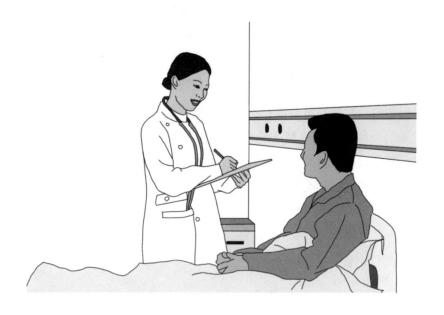

加速器的治疗

放疗用的加速器是人类社会的顶级工业／信息化产品，在加速器工作中要把电子通过高压加速到光速的 2/3 以上，然后通过打击重金属靶物质产生高能 X 线，高能 X 线在加速器中会根据肿瘤的形状进行适形调整，这一切都归功于高精度成体系的大型设备，通常一次放疗持续时间在8～20分钟，时间上的差异主要来自于计划不同和采用的放疗技术不同。由于放疗是固定了时间段的，所以新放疗的患者需要在当天老患者治疗结束后再加入，而且根据不同的加速器，等待时间也不大相同，通常来说在1～2天可以进行治疗，特殊情况如遇其他机器升级、维修造成的拥堵等，可能会延长等待时间。

（作者李林涛系四川省肿瘤医院助理研究员、中国抗癌协会肿瘤科普专委会青年委员、四川省抗癌协会肿瘤防治科普专委会秘书）

参考文献

[1] 李晔雄, 戴建荣, 高黎, 等. 基于现代放疗技术的肿瘤综合治疗模式研究及应用 [Z]. 中国医学科学院肿瘤医院, 2014.

[2] 胡逸民. 适形放疗——肿瘤放射物理学的新进展 [J]. 实用肿瘤杂志, 2000, 15(4): 221-223.

[3] 刘跃平, 刘新帆, 李晔雄, 等. 盆腔肿瘤三维适形放疗摆位重复性研究 [J]. 中华放射肿瘤学杂志, 2006, 15(4): 313-316.

[4] 李拥军, 蔡正斌, 欧宝权, 等. 热塑体膜体位固定技术在胸腹部肿瘤放射治疗中的应用价值 [J]. 现代消化及介入诊疗, 2015, (4): 407-409.

[5] 吴冰, 付爽. 热塑体膜固定技术在胸腹部肿瘤放疗中的应用 [J]. 中国医疗设备, 2008, 23(12): 87-88.

[6] 祁振宇, 黄劭敏, 邓小武. 放疗计划CT值的校准检测及其影响因素分析 [J]. 癌症, 2006, 25(1): 110-114.

[7] 朱永刚, 赵红福, 程光惠, 等. 局部晚期宫颈癌三维适形近距离放疗CT与MRI定位的对比研究 [J]. 中华放射肿瘤学杂志, 2015, (4): 408-413.

[8] 徐刚. 关于放疗靶区勾画的想法 [J]. 中华放射肿瘤学杂志, 2019, (8): 592.

如何选择最合适的放疗方式

粒子刀、中子刀、质子刀、伽马刀、X 刀……二维、三维、立体定向、容积弧形调强、螺旋断层调强适形……放射治疗的专有名词多种多样，是不是感觉放射治疗"名堂"很多？

放射治疗（简称"放疗"）是利用放射线治疗肿瘤的一种局部治疗方法。其适应证非常广泛，甚至可以说是许多癌症治疗的主要手段。现如今放疗技术已从传统的二维常规放疗，发展到精确放疗。在这些不断革新的放疗技术中，经常被拿出来宣传的是"各种刀"，事实上，它们多是一些新技术所采用的放射线。而真正在给患者制定放疗计划时，主要会用以下 9 种放射治疗技术。它们因特点不同，适应人群也有所差异。

二维放射治疗：传统方式，如今用得越来越少。目前常用于一些肿瘤的急诊放疗，如上腔静脉综合征、骨转移疼痛以及浅表肿瘤的电子线照射。

三维适形放射治疗（3D-CRT）：利用 CT 图像重建肿瘤的三维结构，在不同方向设置一系列不同的照射野，且照射野的形状与肿瘤形状一致，使得高剂量区的剂量分布形状在三维方向（前后、左右、上下方向）上，与肿瘤形状一致。相对于二维放疗，这一方法能明显降低肿瘤周围正常组织的受照剂量，减少正常组织的急性毒副反应和晚期放射性损伤。

调强适形放射治疗（IMRT）：是在三维适形放射治疗的基础上发展起来的。与传统方法相比，它的剂量能更准确地集中在肿瘤区域内，是目前放射治疗技术的"顶梁柱"，适合于大部分肿瘤的放射治疗。以鼻咽癌方面的肿瘤为例，使用这一方法，能保护鼻、咽周围的眼球、神经

李

涛

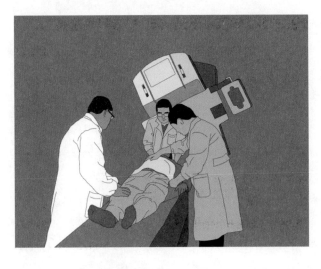

等重要器官和组织，从而大大地降低放射治疗并发症。

图像引导下的放射治疗（IGRT）：在调强适形放射治疗的设备上，增加了图像引导系统。这样在治疗过程中，能看到肿瘤是否在高剂量区内，判断正常器官是否得到保护，实时监控并做出相应调整。它主要应用于肺癌、肝癌、宫颈癌等运动器官肿瘤。

立体定向放射治疗（SBRT）：在加速器上安装立体定向装置和图像引导装置，然后经计算机将 γ 射线（γ-刀）、X 射线（X-刀）集束化，对肿瘤进行定点清除。它主要适用于脑转移癌、肺癌、肝癌、胰腺癌等。

容积弧形调强放射治疗（VMAT）：它具有"快、准、优"的特点，主要用于治疗局部晚期的大体积肿瘤，如局部晚期头颈部肿瘤、肺癌、肝癌、胰腺癌等。

螺旋断层调强放射治疗（TOMO）：采用螺旋断层 CT 作为图像引导，并与螺旋断层调强相结合，是当今最先进的放疗技术之一。这一方法集调强放疗技术、图像引导技术、剂量引导技术于一体，主要用于全脑放疗的海马保护、全胸膜照射的肺保护、全脑全脊髓放疗、全身多病灶的放疗等。

近距离治疗：将放射源通过管道放置在肿瘤里面，利用放射源发出的射线，杀灭癌细胞。主要包括后装治疗、插植治疗、粒子植入治疗（粒子刀）等，适合于腔道器官肿瘤、口腔肿瘤、妇科肿瘤、大体积肿瘤的治疗。

术中放疗：外科切除术中，由于肿瘤与血管等重要器官发生粘连，术后可能发生肿瘤残留。因此，在手术中，外科医生将重要器官从瘤床区分开，针对瘤床区进行放射治疗，从而提高肿瘤的局部控制率。

（作者李涛系四川省肿瘤医院主任医师、四川省医学会放射肿瘤专委会候任主任委员、中国抗癌协会肿瘤营养治疗专委会副主任委员）

参考文献

[1] 欧阳伟炜，卢冰，唐劲天. 肿瘤放射治疗研究进展 [J]. 科技导报，2014, 32（26）：47-51.

[2] 张恒，张昕，梁军，等. 三维适形放射治疗技术的应用探讨 [J]. 医疗卫生装备，2011, 32（1）：95-96.

[3] 戴建荣，胡逸民. 图像引导放疗的实现方式 [J]. 中华放射肿瘤学杂志，2006, 15（2）：132-135.

[4] TERENCE T SIO, PRANSHU MOHINDRA, NATHAN Y YU, et al. The Search for Optimal Stereotactic Body Radiotherapy Dose in Inoperable, Centrally Located Non-Small-Cell Lung Cancer Continues[J]. Journal of clinical oncology: official journal of the American Society of Clinical Oncology, 2019, 37（29）：2697-2699.

[5] 张伟，李国平，辛海燕. 肿瘤放疗新技术——容积弧形调强放射治疗技术 [J]. 中国医疗设备，2011: 26（12）.

[6] 刘志凯，杨波，胡克，等. 螺旋断层调强放疗技术的临床应用 [J]. 协和医学杂志，2013, 004（004）：397-403.

[7] 路顺，范子煊，孙畅，等. IMRT 同步剂量补偿高剂量率后装治疗大体积宫颈癌的疗效分析 [J]. 中华放射肿瘤学杂志，2019, 28（7）：522-526.

[8] 李涛，郎锦义. 放射肿瘤学的进展与未来 [J]. 肿瘤预防与治疗，2019, 32（1）：1-6.

[9] 李珊，赵春波，乔文波. 术中放疗在胰腺癌中的应用进展 [J]. 实用肿瘤学杂志，2019（3）.

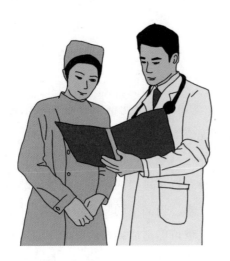

放疗过程中应注意的事项

　　肿瘤放射治疗的重要地位体现在 3 个 70%：所有的肿瘤患者有 70% 接受放射治疗，其中 70% 为根治性放射治疗，并且有 70% 接受根治性放疗的患者达到根治效果。这充分说明放疗在现代肿瘤治疗中的地位和作用。然而，有不少肿瘤患者及其家属对放疗避之不及，认为放疗有严重的副作用或后遗症。那么，放疗真如人们所想的那样伤人吗？放疗过程中需要注意哪些问题呢？

放疗伤人吗？

　　任何肿瘤治疗手段都有副作用，但因治疗方式不同副作用也可大可小。放疗和手术一样是一种局部治疗的手段，因此，放疗的副作用主要发生在治疗的区域，只有少数患者可能引起全身反应。一般情况下，在放疗过程中，照射局部会有放疗反应出现，但随着放疗技术的发展，放疗靶区的精确，严重的放疗并发症出现概率非常小。可以说，一般的放疗绝大多数患者都能耐受，同时通过相应的对症

王苒霖　李涛

处理其副反应也可以缓解。

放疗需要忌口吗?

营养对放疗患者来说格外重要,不仅能维持患者体重以保障放疗准确性,同时还能保证患者如期完成治疗,减少住院时间和费用。但是,部分患者家属认为很多东西都不能吃,吃了可能会导致肿瘤生长得更快。其实,对于肿瘤患者,总体来说没有特别忌口的东西,提倡高热量、高蛋白饮食,多饮水,并适当补充维生素。当然不同肿瘤还有些特殊要求,比如消化道肿瘤或治疗过程中对消化道可能造成损伤的肿瘤(如鼻咽癌、肺癌等),应尽量减轻消化道负担,避免干硬、刺激、辛辣食物的损伤;腹盆腔肿瘤则要求少渣饮食等。

放疗一般需要几个周期?

简单说放疗就一个周期,只是这个周期有点长,一般要持续1~2个月左右,但不同病种予以治疗时间不同。随着精确放疗的发展,对于正常组织的保护更充分,如果肿瘤局部复发,也可能尝试再程放疗。

放疗中间可以停吗?

很多患者觉得,放疗时间这么长,中间停个几天,休息一下,可以减轻放疗副反应。其实不然,如果放疗间隔时间太长,那么可能会影响患者治疗效果。同时正常组织的损害已经形成,而肿瘤细胞治疗上却没有达到理想的剂量。如果不是放疗反应真的很严重,或者出现严重的继发并发症必须要停,一般建议患者不要随便停止治疗。如果不得已要停止治疗,时间不要超过一个星期。

（作者王苒霖系四川省肿瘤医院医师；李涛系四川省肿瘤医院主任医师、四川省医学会放射肿瘤专委会候任主任委员、中国抗癌协会肿瘤营养治疗专委会副主任委员）

参考文献

[1] 刘泰福. 放射治疗在肿瘤综合治疗中的地位 [J]. 中华肿瘤杂志, 2010, 32（08）: 638-639.

[2] DIRK DE RUYSSCHER, GABRIELE NIEDERMANN, NEIL G BURNET, et al. Radiotherapy toxicity[J]. Nat Rev Dis Primers, 2019, 5（1）: 13.

[3] RAVASCO, P. Cancer and nutrition: key determinants of quality of life[J]. Eur J Cancer, 2009, 45（Suppl 1）: 409.

[4] ARENDS J, BACHMANN P, BARACOS V, et al. ESPEN guidelines on nutrition in cancer patients[J]. Clin Nutr, 2017, 36（1）: 11-48.

[5] STOKER SD, FLES R, HERDINI C, et al. The Impact of the Overall Radiotherapy Time on Clinical Outcome of Patients with Nasopharyngeal Carcinoma; A Retrospective Study[J]. PLoS One, 2016, 11（3）: e0151899.

[6] 苏胜发, 韩非, 赵充, 等. 基于调强放疗临床结果探讨总疗程时间延长对鼻咽癌局控的影响 [J]. 中华医学杂志, 2011, 91（7）: 469-472.

[7] HAN S, ROWBOTTOM L, MCDONALD R, et al. Does the Time of Radiotherapy Affect Treatment Outcomes？ A Review of the Literature[J]. Clin Oncol（R Coll Radiol）, 2017, 29（4）: 231-238.

放射线是如何杀死肿瘤细胞的

放射治疗是指用放射线治疗恶性肿瘤（有时也可以治疗良性病变）的临床策略，是恶性肿瘤最重要的治疗手段之一，其根本目的是救治病人。在最大限度地消灭肿瘤的同时，最大限度地保存正常组织，提高患者的长期生存率与生活质量。

在现代肿瘤治疗中，放射治疗（简称"放疗"）仍是效价比最高的肿瘤疗法之一。近年来，随着分子生物学、计算机、电子技术、放射物理和设备的进步，放疗已进入快速发展的新阶段。放疗可对肿瘤细胞进行精准杀伤，就像打靶一样，作用直接而准确。从过去的二维传统放疗（2DTRT）发展到目前的图像引导的调强放射治疗（IGRT），精准放疗日趋成熟。那么，放疗又是怎样杀死肿瘤细胞的呢？

放疗治疗肿瘤的原理

当放射线进入人体后，可直接与细胞内的结构发生作用，直接或间接地损伤细胞DNA。直接损伤主要由射线直接作用于有机分子而产生自由基引起DNA分子出现断裂、交叉，从而导致遗传物质发生破坏与改变；间接损伤主要由射线对人体组织内的水发生电离，产生自由基，这些自由基再和生物大分子（如蛋白质等）发生作用，导致不可逆损伤，从而破坏细胞的生物结构。放疗过程中，肿瘤细胞群（瘤体）内会发生一系列的复杂变化——4R效应（放射损伤的修复、乏氧细胞的再氧合、细胞周期的再分布、细胞再增生）。放射线对细胞杀伤作用的大小与细胞生长速度成正比，与细胞的分化程度成反比。而肿瘤细胞比正常细胞生长快，分化程度低，放射线对其杀伤作用就比对正常组织细胞杀伤作用大得多。

李杨涛川

放疗的优点

放疗相对于手术、化疗有其独特的优点。适用范围广，几乎可以用于全身各部位的肿瘤；对接受治疗的患者自身条件要求不高，因年龄大、体质差、已行多次手术等原因不能耐受其他疗法治疗的患者，也可接受放疗；治疗效果确实、治疗方法可靠，可单独应用，也可与手术、化疗联合应用；治疗过程简单，治疗时无痛苦，不需住院治疗，易被患者接受；治疗副作用相对较少，为非创伤性治疗，在消灭肿瘤的同时，可保留组织器官的结构和功能；术前放疗可将不能手术患者转化为可手术，也可在不影响手术的前提下提高手术的切除率；术后放疗，对于术后高危因素肿瘤患者可提高局部控制率，降低局部复发，提高远期生存率。

放疗是肿瘤综合治疗中不可分割的一部分。新的放疗设备和技术的不断涌现，使得放疗在肿瘤治疗中的作用和地位更加显著。

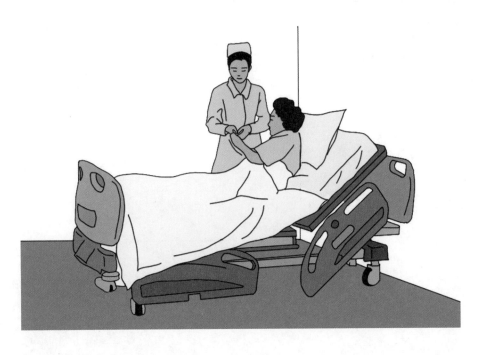

（作者杨川系四川省肿瘤医院医师；李涛系四川省肿瘤医院主任医师、四川省医学会放射肿瘤专委会候任主任委员、中国抗癌协会肿瘤营养治疗专委会副主任委员）

参考文献

[1] 伊斯刊达尔，王海蜂，阿合力，等. 放射治疗中线恶性肉芽肿临床分析 [J]. 肿瘤研究与临床，2004（4）：253-254.

[2] 欧阳伟炜，卢冰，唐劲天. 肿瘤放射治疗研究进展 [J]. 科技导报，2014, 32（26）：47-51.

[3] 任金山. 浅谈放射治疗肿瘤的机理与最新技术进展 [J]. 中国中医药咨讯，2011, 03（12）：47-51.

[4] 陶银平，赵国平. 放射增敏剂在肿瘤治疗中的应用 [J]. 中华放射医学与防护杂志，2019, 39（9）：715-720.

[5] 李媛媛，岑妍芳，吴伟莉，等. 调强放射治疗时代下老年鼻咽癌患者的临床特点及预后 [J]. 重庆医学，2019, 48（10）：74-78.

[6] 张成伟，周乃康，彭碧波. 同步放化疗对Ⅲ期非小细胞肺癌手术切除率及预后的影响 [J]. 中华肿瘤防治杂志，2010, 17（3）：221-223.

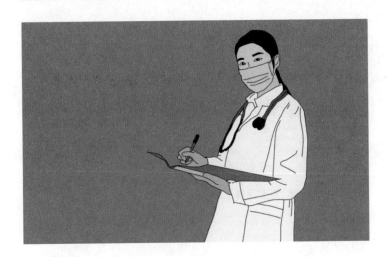

放射治疗可以治疗这些疾病

放射治疗（简称"放疗"）是利用放射线来治疗疾病的一种有效方法，目前在临床中应用非常广泛。那么放射治疗可以治疗哪些疾病呢？

恶性肿瘤

◎根治性治疗。放疗可直接杀灭肿瘤，达到治愈效果，这是目前放疗最主要的作用。通常用于对放射线敏感，同时又希望长期生存的人群，如脑瘤，头颈部肿瘤中的鼻咽癌、口咽癌、扁桃体癌、舌癌、喉癌等，胸部肿瘤中的肺癌、食管癌、乳腺癌等，腹部肿瘤中的肝癌、胃癌、肠癌等，盆腔中的前列腺癌、宫颈癌、卵巢癌、膀胱癌、阴茎癌等，此外还有淋巴瘤、软组织肉瘤、皮肤癌等。这些肿瘤可能在诊断时已经是局部晚期，失去了手术的机会，或者患者年龄及身体状况不适合手术，以放疗为主的治疗方式是最好的选择。

◎姑息减症治疗。对于晚期恶性肿瘤，放疗还可缓解相关症状，这也是放疗的重要作用之一。如：通过放疗进

张国军
李涛

行局部止血，对骨转移的局部止痛，以及解除肿瘤对一些正常组织或重要器官的压迫症状（如肿瘤堵塞或压迫气管引起呼吸困难、压迫静脉引起血液回流障碍所至浮肿、脑内肿瘤引起头疼、肿瘤侵犯压迫脊髓引起瘫痪危险等）。因此，放疗可以提高晚期恶性肿瘤患者的生活质量。

良性病变

放疗对一些良性病变同样有其特殊作用。

◎器官功能保留：如治疗血管瘤，预防动脉再狭窄和异位骨化，治疗年龄相关的黄斑变性等。

◎美容功能：如预防瘢痕增生，阻止眼部翼状胬肉等。

◎抗炎功能：治疗骨关节炎、腮腺炎、滑囊炎和骨刺等。

◎良性肿瘤控制：如控制中枢神经系统的良性肿瘤生长等。

◎抑制汗腺细胞的生长：如治疗腋臭等。

随着现代科技与信息化的发展，放疗的应用越来越广，治疗效果也越来越好，它是人类战胜多种疾病，特别是恶性肿瘤不可或缺的"法宝"。

（作者张国军系四川省肿瘤医院医师；李涛系四川省肿瘤医院主任医师、四川省医学会放射肿瘤专委会候任主任委员、中国抗癌协会肿瘤营养治疗专委会副主任委员）

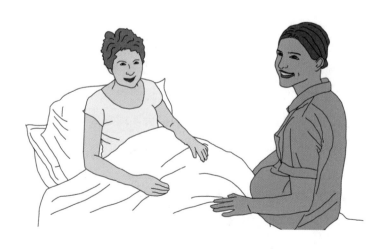

参考文献

[1] DEBORAH E CITRIN. Recent Developments in Radiotherapy[J]. N Engl J Med, 2017, 377 (11): 1065-1075.

[2] BARTON MICHAEL B, JACOB SUSANNAH, SHAFIQ JESMIN, et al. Estimating the demand for radiotherapy from the evidence: a review of changes from 2003 to 2012[J]. Radiother Oncol, 2014, 112: 140-144.

[3] ATUN RIFAT, JAFFRAY DAVID A, BARTON MICHAEL B, et al. Expanding global access to radiotherapy[J]. Lancet Oncol, 2015, 16: 1153-1186.

[4] MINNITI GIUSEPPE, GOLDSMITH CHRISTY, BRADA MICHAEL. Radiotherapy[J]. Handb Clin Neurol, 2012, 104: 215-228.

[5] BARTON MICHAEL B, FROMMER MICHAEL, SHAFIQ JESMIN. Role of radiotherapy in cancer control in low-income and middle-income countries[J]. Lancet Oncol, 2006, 7: 584-595.

[6] HUANG LICHAO, SUN LU, WANG WEIJUN, et al. Therapeutic Effect of Hypofractionated Stereotactic Radiotherapy Using CyberKnife for High Volume Cavernous Sinus Cavernous Hemangiomas[J]. Technol Cancer ResTreat, 2019, 18: 1-7.

[7] HUANG CHENYU, LIU LONGWEI, YOU ZHIFENG, et al. Managing keloid scars: From radiation therapy to actual and potential drug deliveries[J]. Int Wound J, 2019, 16: 852-859.

[8] HAUTMANN MATTHIAS G, HIPP MATTHIAS, NEUMAIER ULRICH, et al. Radiotherapy for osteoarthritis of the ankle and tarsal joints-analysis of 66 joints[J]. Strahlenther Onkol, 2019, 196: 569-575.

[9] SEREGARD STEFAN, PELAYES DAVID E, SINGH ARUN D. Radiation therapy: uveal tumors[J]. Dev Ophthalmol, 2013, 52: 36-57.

[10] NISHIO MASAMICHI. Radiotherapy for head and neck cancer[J]. Nihon Igaku Hoshasen Gakkai Zasshi, 2004, 64: 379-386.

[11] LEE SANG-JUN, CHANG KA-YEUN, SUH DONG-HYE, et al. The efficacy of a microwave device for treating axillary hyperhidrosis and osmidrosis in Asians: a preliminary study[J]. J Cosmet Laser Ther, 2013, 15: 255-264.

[12] CHRISTINE ALLEN, SOHYOUNG HER, DAVID A JAFFRAY, et al. Radiotherapy for Cancer: Present and Future[J]. Adv Drug Deliv Rev, 2017, 109: 1-2.

神奇！隐形甲状腺手术可守护你的颜值

小童是位年轻帅气的小伙子，最近做了甲状腺癌手术回来上班了。同事们都关心地围上来："几天你伤口就长好了嗦？""我咋个没看到你的刀口呢？""咋个找不到刀疤啊？"关系好的同事把他的脖子仔仔细细看了一遍，怀疑起来："你是不是根本没有做手术哦？"小童说："嘿嘿，神奇吧！我这个手术刀口你们发现不了，不在这儿哈。医生给我用的手术方式你们猜都猜不到！"

阳光的小童怎么也想不到癌症的不虞之灾竟然找上了他。小童参加单位组织的体检，检查出有甲状腺结节，体检医生建议小童做进一步检查，明确诊断。一个月后，小童选择了到医院"一探究竟"。一查，小童诊断患上了甲状腺癌。求医心切的小童一心想要治好病，他表示不管怎样的手术方案他都接受，只要能治好病。后来在头颈外科专业医生的建议下，小童选择了隐形甲状腺手术，最终顺利康复出院。

回到单位上班的第一天，就出现了文首的那一幕。

说到这里，大家又好奇了："硬是想不到！给我们看一哈嘛！"

小童脱下袖子，举起手臂。

"你们看嘛，医生从我夹窝（腋下）开的口、把做手

李超

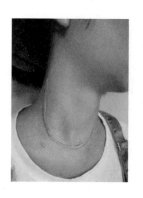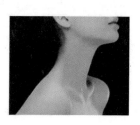

术的腔镜走夹窝送进去，到甲状腺那里给我做的手术，神奇吧！不说的话，根本不晓得这是手术后的刀口，只是有点颜色不同而已。"

"手术的时候剃了毛的，等腋毛长长了，还可以遮掩，平时也基本上不露胳肢窝，不专门抬起手来仔细看是瞅不见的！"小童说道。

很多手术患者很关注和介意手术留下的瘢痕，在追求健康与美观之间，往往优先考虑前者。专业的医生非常注重患者的生存质量，不仅要让他们活下来，更要尽量减小手术对患者工作生活的影响。无论男女，治病的同时能兼顾生活品质，那是最好不过的。

甲状腺癌是头颈部乃至全身实体癌中发病率上升最快的一种，女性尤其高发，女性发病率是男性的3～4倍。对于甲状腺癌，传统开放手术往往会给患者颈部留下伴随一生的瘢痕，影响美观。随着医学技术的进步，这个难题终于得以解决，现代医学可以利用腔镜技术（Endoscopic Thyroidectomy, ET）从颈部以外地方远程完成肿瘤的切除，远程操控技术把切口延伸到了患者腋窝、口腔等隐蔽部位，从而兼顾了肿瘤的切除以及患者对颈部美观的需求。

（作者李超系四川省肿瘤医院主任医师、头颈外科中心主任，中国抗癌协会肿瘤整形专委会副主任委员，中国医药教育协会头颈肿瘤专委会副主任委员）

王
朝
晖

甲状腺微小癌不等于『低危』癌

"甲状腺微小癌，就是很小的癌咯！那应该是很早期的甲状腺癌，治疗效果很好吧！"是不是常听人这么说？所谓甲状腺微小癌，全名"甲状腺微小乳头状癌"（PTMC），世界卫生组织（WHO）对它有一个定义，即肿瘤最大直径小于1厘米的甲状腺乳头状癌，这个定义仅仅是肿瘤大小的描述，并没有肿瘤的侵袭性、多灶性以及转移等描述。所以甲状腺微小癌不等于"低危"癌，甲状腺微小癌的愈后未必就很好，必须要结合多项危险因素进行判断。

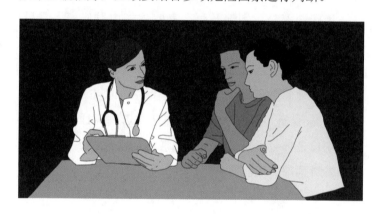

甲状腺微小癌可以"等等"再治吗？

关于甲状腺微小癌的处理态度，学界存在一些争论。美国甲状腺学会编写的2015版ATA指南提出，对于肿瘤危险分层处于低危的甲状腺微小癌患者不推荐手术，可以密切观察。这个指南的基础是基于日本的一项前瞻性研究，日本历史最悠久的Kuma医院于1993年开始针对部分甲状腺微小癌患者进行一项研究：即在确诊甲状腺微小癌后不立即手术，而是观察一段时间，看疗效是否有影响。其结果提示，如果微小癌不具备4个"排除标准"，可以进行观察，在观察过程中，根据病情变化再做手术。这4个"排除标准"分别是：肿块紧贴气管；肿块位于甲状腺被膜，可能侵犯周围组织；肿瘤病理为恶性程度高的亚型；局部淋巴结有转移现象。

其实，他们观察的就是低危组甲状腺癌患者，排除的恰恰是高危组患者。我们在临床中往往也会发现许多甲状腺微小癌患者就诊时已有中央区淋巴结转移，甚至有侧颈淋巴结转移的患者，如果没有及时手术治疗，预后肯定会受到影响。所以，哪些甲状腺微小癌可以观察，哪些需要手术干预，需要谨慎评估。

甲状腺微小癌的观察要慎重

恶性肿瘤治疗有"三早"原则，早发现、早诊断、早治疗，患者有较好的预后。微小癌仍属于恶性肿瘤范畴，同样适用"三早"原则。

1. 微小癌不等于"低危癌"，甲状腺微小癌与甲状腺乳头状癌仅是根据肿瘤大小而被人为划分的同类肿瘤，两者并无生物学特征及属性的不同，即具相同的 BRAFV600E 突变概率、肿瘤侵袭性，且在患者年龄、性别、多病灶发生率、甲状腺外侵犯及颈部淋巴结转移发生率上两者也无差别。PTMC 的淋巴结转移率可达 55.7%，有 67.3% 的会出现外侵，PTMC 仍然会发生远位转移，并有一定的死亡率。

2. 从卫生经济学角度，甲状腺微小癌一经发现就手术，和观察待病情进展时再做手术，费用会有差异。比如，观察期间发生侧颈淋巴结转移，手术切口扩大，手术和后期护理费用也会上升，术后如果要再接受 [131] 碘治疗，治疗费用将明显增加。

3. 临床观察的甲状腺微小癌应有严格的观察时限与记录，复查首选高分辨率超声影像检查。国内医院的水平参差不齐，不是所有医院都有观察的条件。

4. 目前的诊断手段很难在术前准确地甄别出低危癌和高危癌，甲状腺微小癌最易发生的淋巴结转移部位是气管旁淋巴结，即医学上指的中央区淋巴结，而目前的影像技术包括彩超都很难准确地判断气管旁淋巴结是否有转移。同时，关于是否是病理学的高危亚型，术前穿刺细胞学也很难给出准确判断。

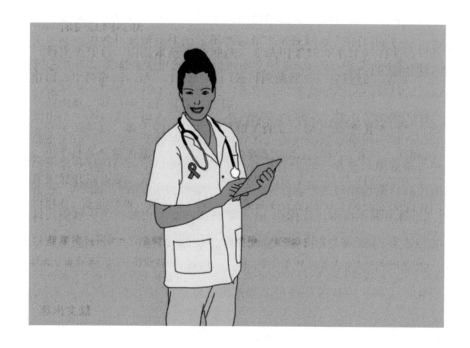

哪些甲状腺微小癌可以"等一等"？

临床上有部分PTMC生长非常缓慢，无须立即手术，中国抗癌协会甲状腺癌专业委员会提出，满足以下"全部条件"的患者可以观察：肿瘤非病理学高危亚型；肿瘤直径≤5毫米；肿瘤位于甲状腺腺体内且无被膜及周围组织侵犯；无淋巴结或远处转移；无甲状腺癌家族史；无青少年或童年时期颈部放射暴露史；患者心理压力不大、能积极配合。此外，一些老年患者有其他并发症，手术风险较大者也可以选择观察。

总之，应该正确地认识PTMC，依据现有的检查手段进行正确评估，同时根据手术风险、患者的意愿、医疗资源等综合考虑，做出合理的诊疗方案。

（作者王朝晖系四川省肿瘤医院外科中心副主任兼头颈外科中心副主任、主任医师，中国抗癌协会甲状腺癌专委会常委，四川省抗癌协会头颈肿瘤专委会主任委员）

参考文献

[1] 中国抗癌协会甲状腺癌专业委员会. 甲状腺微小癌诊断与治疗专家共识 [J]. 中国肿瘤临床, 2016, 43（10）: 405-411.

[2] HAUGEN B R, ALEXANDER E K, BIBLE K C, et al. 2015 American Thyroid Association Management Guidelines for Adult Patients with Thyroid Nodules and Differentiated Thyroid Cancer: The American Thyroid Association Guidelines Task Force on Thyroid Nodules and Differentiated Thyroid Cancer[J]. Thyroid, 2016, 26（1）: 1-133.

[3] FUKUOKA O, SUGITANI I, EBINA A, et al. Natural History of Asymptomatic Papillary Thyroid Microcarcinoma: Time-Dependent Changes in Calcification and Vascularity During Active Surveillance[J]. World Journal of Surgery, 2016, 40（3）: 529-537.

[4] ITO Y, MIYAUCHI A, INOUE H, et al. An Observational Trial for Papillary Thyroid Microcarcinoma in Japanese Patients[J]. World Journal of Surgery, 2010, 34（1）: 28-35.

[5] ZHANG L, YANG J, SUN Q, et al. Risk factors for lymph node metastasis in papillary thyroid microcarcinoma: Older patients with fewer lymph node metastases[J]. Eur J Surg Oncol. 2016, 42（10）: 1478-1482.

[6] CHANG YW, KIM HS, KIM HY, et al. Should central lymph node dissection be considered for all papillary thyroid microcarcinoma？ [J]. Asian J Surg. 2016, 39 （4）: 197-201.

再见！『甲状腺肿瘤君』

蔡永聪

张大姐今年68岁了，然而她人生的后半段生活并不像正常人那样过得舒适、安逸。30年前的一天，张大姐无意中发现自己脖子左边有一个核桃大小的包块，因为肿块初期不痛不痒，一开始她并未在意。

随着时间的推移肿块越长越大，后来在丈夫的极力劝说下，张大姐才决定到当地县医院去看看。县医院诊断为"甲状腺肿瘤"，并进行了两个小时的手术，但因为出血太多，被告知停止了手术。此后，他们辗转了省内多家医院，均未能得到救治。

由于疾病进展缓慢，加上对再次手术可能又会大出血的恐惧心理，张大姐和家人决定暂时放下这个沉重的包袱，开始过着与"甲状腺肿瘤君""形影不离"的漫长岁月……

日子就这样一天天过去，3年前张大姐开始发现自己进食时吞东西不顺畅，呼吸也受阻，活动脖子时也明显受到限制，走路时头已经不能正常平视前方。这些症状也伴随着肿块一天天地长大加重，肿瘤现在已经长到了与头一般大小，考虑到手术风险，就诊的多家医院均未能实施医治。

直到2016年冬天，经朋友介绍，张大姐一家来到了四川省肿瘤医院，准备和"肿瘤君"再一次抗争搏斗。

张大姐入院后，医院头颈外科中心组织了麻醉、影像、ICU等相关科室的多学科疑难病例讨论（MDT），并应用了先进的计算机设计及3D打印等先进技术以保障手术安全，为患者树立了战胜疾病的信心。

然而，就在手术的前几天，细胞学穿刺检查肿块时穿刺出了大量的鲜血，这一幕让患者再次回忆起30年前的那场险些丢命的手术，张大姐感到了胆怯与不安。

　　但是病魔不等人，疾病的进展一天天加重，甚至造成了由于肿块的巨大压迫使得张大姐难以正常睡觉和呼吸的情况，后经主治医生耐心讲解、分析病情后，张大姐全家人讨论并选择决定要做这次"生与死"的手术。

　　术前，医院应用了先进的计算机设计及辅助技术、3D打印技术对手术进行了精心的准备。2016年12月14日中午，怀着忐忑不安的心情，张大姐被送进了手术室，经过6个多小时的艰难"鏖战"，手术获得了圆满成功！

　　困扰了张大姐30年的"甲状腺肿瘤君"终于被根除了，手术后当晚，张大姐30年来第一次顺畅呼吸、安然入睡，享受到了正常人的安静、舒适睡眠。经过头颈中心护理人员的精心护理，张大姐顺利出院，从此可以与正常人一样的进食、呼吸。

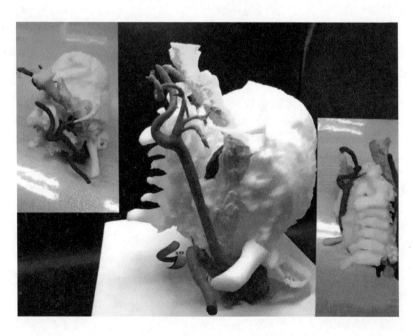

3D打印技术制作的模型

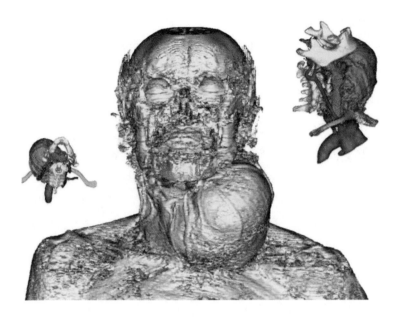

计算机设计及辅助技术（CAD/CAM）成像

温馨提示：

"颈部无痛性包块"往往是头颈部肿瘤的首发症状，一旦发现需要及时就诊，切勿因为没有疼痛等症状而延误了病情治疗。

"三早"（早发现、早诊断、早治疗）是肿瘤治疗成功的关键。

（作者蔡永聪系四川省肿瘤医院副主任医师、四川省医师协会耳鼻咽喉头颈外科学会青年副主任委员、中国抗癌协会甲状腺癌专委会青年委员）

口腔癌是头颈部常见的恶性肿瘤，各期平均 5 年生存率仅有 50% 左右，是头颈部治疗较为困难的一类疾病。临床上常表现为口腔（舌缘、口底、口颊及腭等区域）经久不愈的溃疡或进行性生长的新生物。

口腔癌中最常见的是舌癌，占口腔癌发病的 1/3～1/2，一直名列前茅；男女发病比为 2∶1，但女性患者有明显上升趋势，其年龄亦趋年轻化，50～60 岁是发病高峰。85% 的舌癌发生在舌体，70% 的舌体癌好发部位为舌中 1/3 侧缘部。

口腔癌高危人群

1. 长期嗜好烟酒的人

研究显示，吸烟与口腔癌发病率显著相关，吸烟越早、烟龄越长，发病风险越高。每天吸烟 15 支 + 饮酒 100 克，口腔癌发病率增加 7.28 倍。目前吸烟是三分之一癌症发生的罪魁祸首。

2. 长期、持续的口腔不良刺激的人

WHO 国际癌症研究中心明确指出槟榔为一级致癌物，嚼食槟榔与致癌之间有因果关系。嚼食槟榔、槟榔混合物，可使口腔黏膜上皮基底细胞分裂活动增加，进而继发口腔癌。

牙齿残根、锐利牙齿、不合适的牙托或假牙长期刺激口腔黏膜，形成慢性溃疡，久之可癌变。

3. 牙不好，口腔卫生差的人

很多舌癌患者都有一口"坏牙"。有的牙齿已损坏，

如何医治口腔癌

李
超

牙根或残留的牙齿裸露在口腔内，有些边缘还很锐利，反复摩擦舌头，很容易划伤黏膜上皮，经年累月下来黏膜组织容易发生癌变。

口腔卫生差，细菌霉菌滋生、繁殖形成亚硝胺及其前体易致癌。口腔炎时细胞处于增生状态，对致癌物敏感性增强。缺乏维生素 A、微量元素（如锌等），可能导致黏膜上皮损伤，角化过度。

4. 饮食过辣过烫的人

作为四川人，对于麻辣烫、烧烤真是又恨又爱，大家必须要注意了，吃火锅一定要吹凉了再吃，喜吃烫食不仅是造成舌癌等口腔癌的高发原因，也是诱发食管癌的危险因素。频繁地烫伤黏膜组织，会使破溃处难以愈合。破溃处的细胞增生分裂过快，新增生的细胞癌变的概率就会加大。

出现哪些症状时须警惕？

1. 口腔溃疡老不好

口腔溃疡有四大特点，即"红、黄、凹、痛"，普通的溃疡一般 2 周内就可自己痊愈，如果溃疡长时间不愈合，尤其超过 3 周，那么就得警惕癌变的可能性，应及时去头颈外科就诊，千万别拖！

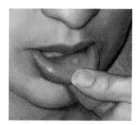

轻型口腔溃疡

这种类型会使患者剧烈疼痛，开始呈粟粒状红点，继而形成浅表溃疡，圆形或椭圆形，直径一般 < 5 毫米，短时间（7~10 天）可愈合不留瘢痕。此起彼伏、迁延不愈的情况，不伴全身症状

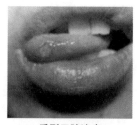

重型口腔溃疡

溃疡持续时间较长，可长达 1~2 月或者更长，溃疡大而深，似"弹坑"，疼痛剧烈，直径 > 1 厘米。通常是 1~2 个溃疡，但在愈合过程中又可出现 1 个或数个小溃疡，愈后可留瘢痕

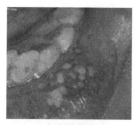

疱疹样溃疡

溃疡直径较小，约 2 毫米，溃疡数目多，可达十几个或几十个，似"满天星"，可融合成片。疼痛最重，唾液分泌增加，可伴有头疼、低热等全身症状

2. 牙齿和舌头老"打架"

牙齿与舌头经常碰撞，在长期接触磨损中可能使舌头局部形成慢性病灶，成为舌癌的诱因。尤其是长期抵触、摩擦或碰咬，要高度重视。

3. 吞咽困难、发音困难

这一类患者多半因为一拖再拖，舌深部肌肉受侵，部分还伴有颈部淋巴结肿大。

口腔癌的分期

肿瘤患者的分期对医生的诊治是极为重要的，不同的分期治疗方式、预后及疗效不同。

舌癌的临床分期

1. 原发肿瘤 T 分期

T_1 期肿瘤直径 ≤ 2 厘米。

T_2 期肿瘤直径 2～4 厘米，T_1、T_2 期淋巴结转移率为 20%。

T_3 期肿瘤直径 > 4 厘米，且侵犯舌深部肌肉。

T_4 期肿瘤侵犯邻近区域（穿破骨皮质，侵犯舌深部肌层或舌肌，或上颌窦，或皮肤）。T_3、T_4 期淋巴结转移率为 33%～67%，15%～20% 还可发生双侧淋巴结转移。

舌癌最常见的区域淋巴结转移是 Ⅰ、Ⅱ、Ⅲ 区，因此，口腔有原发灶并有此区域淋巴结肿大，应高度怀疑。

2. 区域淋巴结 N 分期

N_X：无法评估有无区域淋巴结转移。

N_0：无区域性淋巴结转移。

N_1：同侧单个淋巴结转移，直径 ≤ 3 厘米。

N_{2a}：同侧单个淋巴结转移，直径 3～6 厘米。

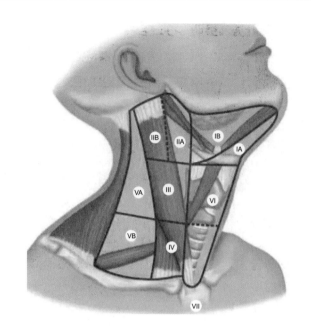

颈部淋巴结示意图

N_{2b}：多个单侧淋巴结转移，其中最大直径≤6厘米。

N_3：转移淋巴结最大直径＞6厘米。

口腔癌怎么治疗？

总体而言，口腔癌采取以手术为主的综合治疗模式。中、晚期口腔癌手术治疗包括原发灶的扩大切除＋颈部淋巴结的清扫，术后行放疗及（或）化疗。此类患者口腔肿瘤切除后往往遗留组织缺损，需要同期进修复重建外科。

用一个很形象的比喻来诠释舌癌切除修复重建手术，就如同在人体上实行"拆东墙补西墙"的搬运，而外科医生就如同技术超高的搬砖工人。这些"搬运工人"多分为两组，一组实施肿瘤切除术（拆西墙），另一组则行自体皮瓣制备及修复术（拆东墙补西墙），两组同时进行手术，将缺损的组织重建。

目前，前臂游离皮瓣、股前外侧皮瓣，这两种皮瓣在头颈修复中应用较广，但各有各的优劣，四川省肿瘤医院头颈外科也开展了上臂游离皮瓣及腹壁下动脉穿支皮瓣等多种修复方式，满足不同类型缺损修复需求，以期最大限度减少继发损伤，目前总皮瓣移植成功率可高达98%，达到国内领先水平。

（作者李超系四川省肿瘤医院主任医师、头颈外科中心主任，中国抗癌协会肿瘤整形专委会副主任委员，中国医药教育协会头颈肿瘤专委会副主任委员）

鼻咽癌确诊后要及时治疗

鼻咽癌，顾名思义，就是鼻咽部长出来的恶性肿瘤。如果把我们每个人的身体看成一座城市，那各器官无疑就是这座城市里的各栋房屋。鼻咽，可不是鼻子和咽喉这两栋"房屋"的合并简称，而是实实在在存在的"独门小院"，只是它地处偏僻（鼻梁到鼻腔的后方，口腔里小舌头的后上方），所以不太为大家所知。

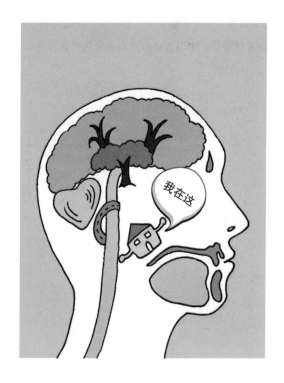

鼻咽癌最常见的症状是鼻出血（通常表现为反复鼻涕中带血）及颈部淋巴结肿大（表现为颈部肿块，通常没有疼痛感）。其次为耳鸣、听力下降、鼻塞，有些患者可能还会出现头痛、张口困难、视物模糊、面部麻木、眼睑下垂甚至失明等症状。当上述症状持续存在，或不断加重时就该警惕鼻咽癌，应及时去医院就诊。为了最大限度地避

宋宴琼

免漏诊及误诊，挂号选择的科室应为放疗科和头颈外科（有的医院称耳鼻喉科）。

目前，放疗是治疗鼻咽癌最有效的方法。现代精确放疗技术就像专业射箭运动员射箭一样，能精准命中癌细胞，从而最大限度地减少放疗副反应。早期患者采用单纯放疗，中（晚）期患者采用放疗和化疗（或分子靶向药物）联合治疗。随着调强放疗等精确放疗技术的应用以及综合治疗的进展，非转移性鼻咽癌患者的 5 年局部控制率已超过 90%，生存率也达到 80% 以上。即使是已经发生转移的晚期鼻咽癌患者通过联合治疗，也有部分能够长期生存。

放疗前患者要做一些准备工作，如长发要剪成短发，口腔有龋齿也要拔除。放疗科医生要根据患者检查的具体情况，联合放射物理师团队为每一位患者量身定制一份放疗计划，这个过程需要 1～2 周。而实际放疗的过程很简单，患者只需要在治疗床上保持不动，静躺 10～20 分钟（后期可能 3～5 分钟），一次放疗就结束了。鼻咽癌的整个治疗需要放疗 33～35 次。

需要提醒大家的是，鼻咽癌患者在确诊以后，一定不要延误治疗时机，要尽快进行以放射治疗为主的治疗，越早治疗康复希望越大。

（作者宋宴琼系四川省肿瘤医院头颈放疗二病区主治医师）

参考文献

[1] 殷蔚伯, 余子豪, 徐国镇, 等. 肿瘤放射治疗学（第 5 版）[M]. 北京: 中国协和医科大学出版社, 2018.

[2] 夏云飞, 孙颖, 陈晨, 等. 鼻咽癌放射治疗临床参考指南 [M]. 北京: 北京大学医学出版社, 2016.

肝癌的介入治疗

肝癌是全球最常见的恶性肿瘤之一，发病率居恶性肿瘤第 6 位，死亡率居第 2 位，每年有 59 万余人死于肝癌。肝癌就像癌症中的忍者，来势汹汹却又悄无声息，当其遁形时往往让人手足无措，尚未准备好应战就被其"一刀致命"。肝癌在早期时无任何症状或体征，等到出现症状时就是中（晚）期肿瘤。由于各种原因不能手术切除，医生会建议到介入科进行治疗。那么什么是介入治疗？

肝癌的介入治疗，是在不开刀暴露病灶的情况下，在血管、皮肤上作直径几毫米的微小通道，或经人体原有的管道，在影像设备（血管造影机、透视机、CT、MR、B 超机）的引导下对病灶局部进行治疗的创伤最小的治疗方法，是经股动脉插管将抗癌药物或栓塞剂注入肝动脉的一种区域性局部化疗。它是非开腹手术治疗肝癌的首选方法，其疗效已得到肯定。

简单地说，在腹股沟区开一个微小切口，用一根直径 2 厘米的导管在影像引导下找到肿瘤的位置，注入化疗药物，这样药物主要集中在肿瘤区，用药剂量小，全身反应轻；另一方面，注入栓塞剂，堵住肿瘤供血动脉，切断了肿瘤的粮草补给，让它不再有营养供应。在局部注射化疗药物和堵塞营养血管的双重作用下，延长患者的生存时间，提高患者的生存质量。

哪些情况适合做介入治疗？

1. 不能手术切除的中、晚期原发性肝癌或转移性肝癌。

2. 能手术切除，但由于其他原因不宜手术。

毕成玉
庞华容

3. 无肝肾功能严重障碍、无门静脉主干完全阻塞。

4. 外科手术失败或切除术后复发。

哪些情况不能进行介入治疗？

1. 肝功能严重障碍。

2. 凝血机能严重减退，且无法纠正。

3. 门静脉高压伴逆向血流以及门脉主干完全阻塞，侧支血管形成少。

4. 感染，如肝脓肿。

5. 全身衰竭。

（作者毕成玉系四川省肿瘤医院护师；庞华容系四川省肿瘤医院肿瘤整合中心一区护士长、主管护师，中国抗癌协会肿瘤介入学护理专委会委员，中国医师协会介入医师分会围手术专委会委员）

参考文献

MCGLYNN KA, PETRICK JL, LONDON WT. Global epidemiology of hepatocelluar carcinoma: an emphasis on demographic and regional variability [J]. Clin Liver Dis, 2015, 19: 223–238.

肝癌的『无创手术』治疗

立体定向放疗（stereotactic radiosurgery，SRS）与体部立体定向放射治疗（stereotactic body radiotherapy，SBRT）又称立体定向消融放疗（stereotactic ablative radiotherapy，SABR），是指采用小野三维集束照射的方法，将来自各个方向的射束在肿瘤区聚焦，使靶区内病变组织受到高剂量照射从而被毁损，而靶区边缘剂量锐减犹如刀割，产生类似外科手术的效果。同时，它又可避免手术的创伤，因而堪称"无创手术"。实现 SRS/SBRT 的放疗设备包括 γ 刀和 X 刀，可用于多种恶性肿瘤的治疗，其中 SBRT 治疗肝癌具有很大的优势。

肝脏是恶性肿瘤常见的原发和转移部位。由于乙型肝炎病毒的流行，我国原发性肝癌的发生率很高；而随着恶性肿瘤发病率的逐年增高，肝转移癌也越来越常见。近年来 SBRT 逐步引入到了早期和转移性肝癌的治疗中。对于不能或者不愿手术的体积较小的原发性肝癌、转移性肝癌，SBRT 治疗可以作为根治性的治疗手段。据复旦大学附属中山医院报道，早期肝癌 SBRT 治疗后 5 年的生存率达到 82%，取得了和手术相当的疗效。与射频消融相比，SBRT 更具有优势。最近 J. Hepatol 发表的一项亚洲 7 家医院的多中心研究显示，SBRT 组和 RFA 组 3 年的局部复发率分别是 21% 和 28%，SBRT 组优于 RFA 组。在另一项发表在权威学术期刊 JCO（临床肿瘤学）上的研究中，Wahl 等报道了一致的结果。SBRT 组和 RFA 组 2 年的局部无复发率分别是 83.8% 和 80.2%，特别是对于直径≥2 厘米的肿瘤，SBRT 的控制效果更佳。

SRS 的特点是靶区单次大分割剂量照射，靶区边缘剂量下降锐利。SRS 对放射治疗的精确性提出了更高的要

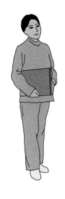

李涛　贾洪源

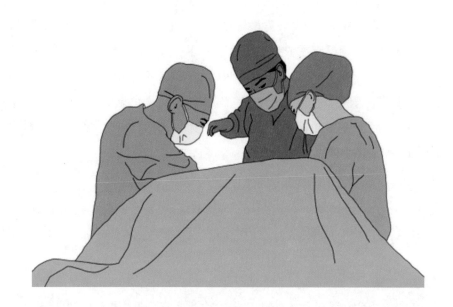

求，因为肝脏会随着呼吸而周期性地运动。在治疗过程中，肿瘤的消退也会造成形状和位置的变化，而一般的治疗设备无法在治疗时获得靶区实际位置的影像。若为了保证靶区移动时不会漏照而扩大照射范围，会加大正常组织的伤害，进而产生较大副作用；如果减少照射体积，又可能因为靶区移动、病灶漏照而导致肿瘤复发。图像引导放射治疗（image-guided radiation therapy，IGRT）正是为解决这一难题而发展起来的世界上最先进的放射治疗技术之一。IGRT 是指在放射治疗开始前，利用与直线加速器集成在一起的 CT 成像设备，采集患者靶区及周围组织的三维图像，从而调整患者的位置或者调整治疗计划，可使射线精确地照射到预定的目标上。IGRT 可以保证每次治疗体位重复性好，将靶区中心精度的误差限定在 2 毫米以内。对于肝癌这类随呼吸运动而移动的靶区，还能观察到在整个呼吸周期过程中肿瘤是否都被充分地照射，从而确保不漏照。图像引导为肝癌立体定向放疗的准确进行提供了可靠的保障。

　　SBRT 用于肝癌治疗的毒副反应总体比较轻微，严重不良反应发生率较低。早期的急性反应常见的包括乏力、食欲下降、上腹部不适等临床症状，以及血液检查的异常，包括转氨酶轻度升高，白细胞、血小板下降等。通常，这些轻度的急性期反应在放疗结束后可以逐步恢复，不会留下远期的后遗症。有研究者分析了 1 063 例接受 SBRT 治疗的患者，出现严重的危及生命的放射性损伤病例只有 8 例，发生率在 0.8%，属于罕见情况。

　　SBRT 用于肝癌的治疗具有疗效确切、无创、疗程短的优点，是一种很有效的肝癌治疗手段。

　　（作者贾洪源系四川省肿瘤医院主治医师；李涛系四川省肿瘤医院主任医师、四川省医学会放射肿瘤专委会候任主任委员、中国抗癌协会肿瘤营养治疗专委会副主任委员）

参考文献

[1] 曾昭冲. 原发性肝癌放射治疗临床实践 [M]. 北京：人民卫生出版社，2013.

[2] 童金龙，郑勤，孙新臣. 原发性肝癌 SBRT 研究进展 [J]. 中华放射肿瘤学杂志，2017（02）：234-238.

[3] WAHL D R, STENMARK M H, TAO Y, et al. Outcomes after stereotactic body radiotherapy or radiofrequency ablation for hepatocellular carcinoma[J]. Journal of Clinical Oncology, 2016, 34（5）：452.

[4] ZENG Z C, SEONG J, YOON S M, et al. Consensus on stereotactic body radiation therapy for small-sized hepatocellular carcinoma at the 7th Asia-Pacific Primary Liver Cancer Expert Meeting[J]. Liver Cancer, 2017, 6（4）：264-274.

[5] 陈一兴，曾昭冲，孙菁，等. 基于螺旋断层放疗技术的立体定向放疗治疗肝细胞肝癌的疗效及安全性评价 [J]. 肿瘤，2017, 37（4）：365-371.

肺癌仍是目前国内和全球发病率及死亡率最高的恶性肿瘤。肺癌的治疗以综合治疗为主，采取多学科协作的模式，以最大程度杀灭和控制肿瘤，提高治愈率，改善生活质量，延长生存时间。肺癌的治疗方法以手术、放疗、化疗、分子靶向和免疫治疗为主。

早期肺癌

指Ⅰ期或Ⅱa期。对于可手术的早期肺癌，推荐手术治疗或根治性放疗。有研究显示，根治性放疗与手术疗效相当，3年生存率（放疗与手术：95% vs.79%），无复发生存率（86% vs.80%），且放疗副反应轻。而对于不能完成手术的患者（如高龄、身体状况差或并发症多），首选根治性放疗。

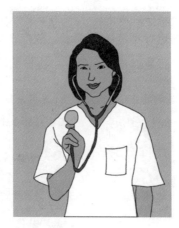

局部晚期肺癌

指Ⅱb期和Ⅲ期，治疗分可手术和不可手术两类。

可手术者，首选手术治疗，术后再根据是否有高危因素（如肿瘤分化差、血管受侵、肿瘤直径＞4厘米等），决定是否加术后同步放疗、化疗。而不可切除的肺癌，如伴纵隔淋巴结转移、胸膜转移性结节、恶性胸水及心包积液等，首选同步放疗、化疗或术前同步放疗、化疗。

中晚期肺癌的放疗，推荐应用更先进的放疗技术，如

肺癌的治疗方案有哪些

袁道足

李涛

4D-CT/PET-CT 定位、图像引导放射治疗技术或质子治疗。

晚期肺癌

指有转移的肺癌。晚期肺癌以提高生活质量、延长生存期为主要目的。对于肺癌寡转移（指转移灶≤5 个）的根治性放疗联合化疗，可获得较好的疗效，有助于长期生存。此外，近年来，肺癌的精准检测以及靶向药物治疗和免疫治疗发展如火如荼，大大地提高了晚期肺癌的治疗效果和患者的生活质量，已成为综合治疗中的重要组成部分。

综上，肺癌治疗不能单靠手术、放疗、化疗、靶向治疗和免疫治疗某一种治疗手段，而是需要进行多学科协作的综合治疗。

（作者袁道足系四川省肿瘤医院医师；李涛系四川省肿瘤医院主任医师、四川省医学会放射肿瘤专委会候任主任委员、中国抗癌协会肿瘤营养治疗专委会副主任委员）

参考文献

[1] 郑荣寿,孙可欣,张思维,等. 2015 年中国恶性肿瘤流行情况分析 [J] .中华肿瘤杂志, 2019, 41（1）：19-28.

[2] BRAY F1, FERLAY J2, SOERJOMATARAM I, et al. Global cancer statistics 2018: GLOBOCAN estimates of incidence and mortality worldwide for 36 cancers in 185 countries[J]. CA Cancer J Clin. 2018, 68（6）：394-424.

[3] JOE Y CHANG, SURESH SENAN, MARINUS A PAUL, et al. Stereotactic ablative radiotherapy versus lobectomy for operable stage I non-small-cell lung cancer: a pooled analysis of two randomised trials[J]. Lancet Oncol. 2015, 16（6）：630-637.

直肠癌是常见的恶性肿瘤，欧美国家发病率很高，我国直肠癌男性发病率为第四位，女性发病率为第三位。近年来，由于生活水平的提高，直肠癌在我国的发病率可能有上升趋势。直肠癌的发病率男性略高于女性，约为 1.3∶1，发病的危险性在 40 岁以后开始增长，50～55 岁达到发病高峰。

高危因素

1. 家族聚集倾向：指若有直系亲属曾患直肠癌，其患直肠癌的机会较一般同年龄的人高。

2. 高脂饮食：高发病率国家的饮食具有高脂肪、高动物蛋白，尤其是牛肉、少纤维及精致碳水化合物，即所谓的"西方化饮食"的特点，其中高脂肪饮食的影响最明显。

3. 伴有溃疡性结肠炎或 Crohn 病的患者，发生肠癌的危险性显著高于同龄人群，大肠腺瘤与直肠癌的发生关系密切。

4. 环境：血吸虫病流行区也是直肠癌的高发区。

5. 其他：有盆腔放射治疗史的患者也可能诱发盆腔直肠癌。

临床症状

排便习惯改变：大便次数增多、便秘以及排便性状的改变，如排便不成形、稀便、排便困难或排便带血、肛门疼痛或肛门下坠等。局部晚期直肠癌伴有直肠全周性受侵时，通常表现为排便困难，排不尽感或里急后重感，如果伴有排尿困难或会阴区疼痛，通常提示肿瘤已有明

直肠癌的病因与治疗

王静　杨家林　唐丽琴

显外侵。

　　直肠癌的症状有时与其他良性疾病（如痔疮、肠炎等）相似。但癌症的症状有个特点，就是多数持续及不断恶化。尤其是大便出血，很多有痔疮的人对大便出血掉以轻心，虽然痔疮不会形成直肠癌，但是由于痔疮是非常普遍的疾病，在很多情形下，其实有很多患者是同时患有痔疮及直肠癌，所以一旦痔疮的症状有所变化，亦应尽快找医生检查。

治疗方法

　　在切除手术前准确判断肿瘤的分期对直肠癌来说至关重要。透过直肠超声波检查或 CT/MRI 检查可判断局部肿瘤的分期；肝脏超声波检查，胸腔和腹腔的 CT 检查或 PET-CT 检查均能有效检查肿瘤扩散的范围。

　　一般来说，当肿瘤尚未扩散，手术切除是治疗直肠癌最有效的方法。对于极早期（T_1 期，即肿瘤只局限于黏膜及黏膜下层组织）和相距肛门 6 厘米以内的直肠癌，可选择性经肛门局部性切除肿瘤连同整层组织，而无须进行传统切除手术，如果术后病理结果提示浸润深度超过 1 000 微米，则需要追加根治性手术。然而，据统计，只有少于 5% 的患者适合进行此类型的局部切除手术。对于较晚期的直肠癌（T_4 期，尤指肿瘤已黏附或侵蚀周围器官），目前日益流行的治疗趋势是在手术切除前，先为患者进行数星期的同步放射及化学治疗。这种术前新辅助性同步放疗、化疗旨在缩小肿瘤，缩减分期，更能保留直肠括约肌，患者需要永久造口的概率也得以降低，使随后进行的手术切除肿瘤及其边缘的成功机会也尽量提高。早期低位直肠癌放射治疗与手术治疗的联合治疗，主要以保留肛门为目的。与以前的切除模式相比较，辅助性同步放疗、化疗可大大减少局部复发的机会，甚至能提高晚期直肠癌患者的整体存活率。现在，手术前进行同步放疗、化疗的新辅助治疗模式被很多国家普遍使用。

　　若患者不能接受手术或肿瘤已不能切除，同步放射治疗和化学治疗或

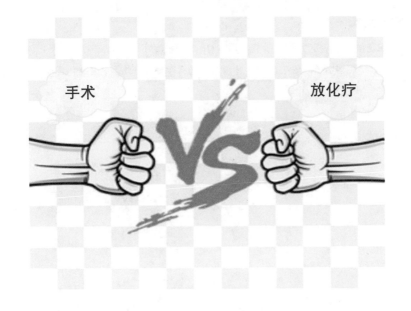

单独放射治疗，则可用作第一线的治疗方案。通过同步放、化疗，可以使部分患者得到手术机会，而放疗后肿瘤仍无法切除的患者，同步放、化疗也可以缓解症状，达到姑息治疗的目的。对于直肠癌患者，即使肿瘤已经被完整切除，但由于局部复发风险较高，术后放射治疗也是标准的做法，目的是降低局部和区域复发的风险。近年来，直肠癌的放射治疗已采用三维适形调强放射治疗技术，三维适形放射治疗能将高剂量的辐射涵盖整个肿瘤和周围淋巴结，同时对附近正常组织的破坏减到最少，是一种全新的技术，能大大提升直肠癌的治愈率。

所谓"知己知彼，百战不殆"，要想在健康生活中立于不败之地，我们就得处处小心谨慎、"严防死守"，严防癌细胞对直肠的侵袭。

（作者唐丽琴系四川省肿瘤医院腹部放疗一病区护士长、主管护师，西部放射治疗协会放疗护理专委会委员，西部放射治疗协会理事；杨家林系四川省肿瘤医院腹部放疗一病区主任、副主任医师，中国抗癌协会放射治疗专委会肠癌学组委员，中国抗癌协会放射治疗专委会胃癌学组委员；王静系四川省肿瘤医院临床护士、护师）

参考文献

[1] 应志浩. 大肠癌的探测、普查与预防 [J]. 大肠癌治疗与预防, 2011 (2) : 54-59.

[2] 李烨雄, 殷蔚伯, 余子豪, 等. 肿瘤放射治疗学 [M]. 北京: 中国协和医科大学出版社, 2018.

胆管癌（Cholangiocarcinoma）是一种由胆管上皮细胞（或呈现上皮细胞分化特征的细胞）癌变所形成的癌症。胆管癌主要的症状为肝功能检查异常、腹痛、黄疸、全身瘙痒、发热和体重下降。此外，患者的粪便颜色可能变浅，尿液颜色变深。症状的类别取决于肿瘤在胆管中的位置：位于肝外胆管者较可能发生黄疸；位在肝内胆管者则较常发生腹痛，但不常伴随黄疸。胆管癌是一种罕见的腺癌。

胆管癌的高危因素包含原发性硬化性胆管炎、溃疡性结肠炎、肝硬化、丙型肝炎、乙型肝炎、特定血吸虫感染以及先天肝脏结构异常等。但大多数胆管癌患者缺乏明确的高危因素可供辨识。疾病的诊断须结合血液检查、医学影像学和内镜检查，有时需手术进行病理诊断。确诊须经显微镜检进行病理检查。

多数患者在诊断出胆管癌时，疾病已经进展至晚期，无法治愈。对这些无法治愈的患者可进行姑息治疗，包括化疗、放疗、免疫治疗，以及置放胆道支架等。根治性手

一种少见的腺癌——胆管癌

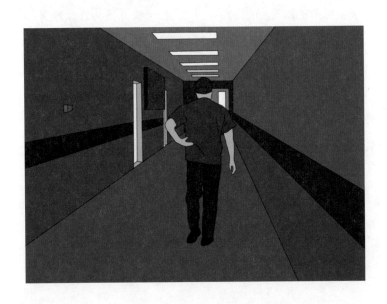

田浪

术切除是唯一的治愈希望，但仅有少数患者可以进行根治性切除。胆管癌是难以医治且易快速致死的疾病，只有在肿瘤能以根治性手术方式切除的情况下才有机会治愈。除非已有明确证据指出患者无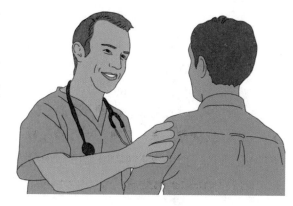法进行手术，多数患者要到手术进行当下才能评估手术成功率，因此患者多会先进行一次试探性手术。根治性切除后仍然建议继续进行化疗及放疗。有些符合特定条件的患者可以进行肝移植，但术后五年的生存率仍不到五成。

由于高达 85% 的胆管癌患者术后三年内复发，术后常会使用辅助性化疗或放疗以期增加治愈机会。报告指出，辅助性放疗可能产生正面或负面的结果。对于肿瘤已成功清除的患者而言，辅助性化疗似乎没有意义，但因为较多手术切除患者手术切缘无法达到完全阴性，故大多数患者术后仍需辅助化疗及放疗。目前的研究结果显示，化疗的一线方案为吉西他滨加上顺铂。最新研究也显示靶向治疗及免疫治疗对晚期或者术后复发的患者有不错的疗效。

胆管癌在西方国家相当罕见，每年每 10 万人仅 0.5～2 例。但在我国及东南亚等肝吸虫流行的地区发生率较高。胆管癌一般发生于 60～70 岁，但患有原发性硬化性胆管炎者常在 40 岁左右即发病。现今我国的肝内型胆管癌比例比过去高。

（作者田浪系四川省肿瘤医院肝胆胰主治医师）

"医生，我得了乳腺癌，是不是一定要把乳房切掉才安全？"

"医生，有病友说保乳不安全，当年她就是留了乳房现在才复发的，我能不能不保乳？"

……

在乳腺外科病房，这是经常听到患者咨询医生的问题。保乳手术和乳房全切术都是乳腺癌患者常用的手术方式。那我们应该如何正确看待两种手术方式呢？

保乳手术和全切手术的区别

保乳手术就是保留乳房，扩大一定范围切除肿瘤的手术。这种手术通过术中病理检测的方式检测手术切缘的情况，保证肿瘤的完整切除。保乳手术术中有外科、病理科、影像科通力协作，术后放疗科再进行放疗，是一种安全的手术方式。乳房全切手术就是切除乳头、乳晕及部分乳房

得了乳腺癌一定要切掉乳房吗

李 卉
牟鳄贤

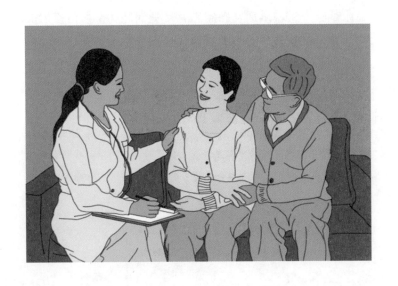

皮肤和全部乳腺组织。

保乳相对于全切有哪些优点？

相对于全切，保乳从短期来看手术创伤更小，术后恢复更快。长期来说保乳更美观，对患者的身心影响均较小，对患者保持自信、回归家庭、回归社会均有益处。保乳手术后身体的对称性更好，不容易发生脊柱变形。保留后若乳房内肿瘤又长出来了，还可进行补救性全切，仍可以取得与一般全乳切除术相近的生存率。

哪些乳腺癌患者适合做保乳手术？

肿瘤较小，乳房较大，肿瘤与乳房比例适当，术后能够保留良好乳房外形的早期乳腺癌患者适合保乳。肿瘤较大、钙化广泛及炎性乳腺癌患者不适合做保乳手术。

保乳真的比全切更容易复发转移吗？

经过大量的临床试验证实，早期乳腺癌患者接受保乳和全切治疗后的生存率和远处转移的发生率相似。因为乳腺癌从早期就是一种全身性的疾病，手术治疗切除乳房肿瘤后还需要通过化疗、内分泌治疗、靶向治疗等全身治疗手段进一步治疗。无论保乳还是全切，术后均有一定的局部复发率，保乳的局部复发率为2%～3%，全切为1%。

（作者李卉系四川省肿瘤医院乳腺外科中心主任、主任医师，四川省抗癌协会乳腺癌专委会主任委员，中国抗癌协会乳腺癌专委会委员；牟鳄贤系四川省肿瘤医院临床技能培训科主任、主治医师）

参考文献

中国抗癌协会乳腺癌专业委员会 . 中国抗癌协会乳腺癌诊治指南与规范 [J]. 中国癌症杂志, 2019, 29（8）: 609-680.

哪些癌症患者需要到 ICU 治疗

经常听到身边的朋友议论，说癌症患者没有必要到 ICU 去治疗，因为受苦又花钱。事实上，这个问题应该区别对待，不可一概而论。

一般来讲，如果癌症患者在疾病加重之前三个月已经卧床不起，或者只能行姑息治疗，那么对这类患者不建议入住 ICU，而是主张在家属陪伴下进行姑息治疗，并给予充分的临终关怀。但事实上有些病情严重的危重癌症患者入住 ICU 还是存在一线生机的。那么究竟哪些癌症患者需要到 ICU 治疗呢？

常规来讲，需要入住 ICU 的癌症患者一部分是手术患者，要严密监护术后并发症。手术相对复杂、时间长，尤其是高龄患者，术前并发症多，所以术后需要进入 ICU，观察有无如出血、心律失常、呼吸功能不全等并发症，以便及时治疗，帮助患者渡过手术的难关。

另一部分是癌症治疗期间需要严密监测或需要短期生

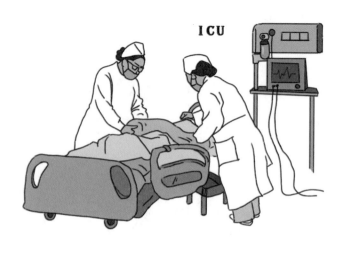

徐珊玲

命支持的癌症患者。如头颈部淋巴瘤患者，需要带着气管插管在 ICU 进行化疗。此外，各种肿瘤危急重症，如肿瘤治疗期间出现白细胞减少、发热、感染、呼吸功能不全、急性肾功能不全的患者，以及经过几天或短期的 ICU 治疗就有可能康复的合并急性可逆性疾病患者均需要入住 ICU。

还有一部分让家属纠结、让医生难以判断预后的患者，到底需不需要入住 ICU 呢？按照一般原则判断，此类患者似乎入住 ICU 已无必要，但亦有不少此类患者却奇迹般地恢复出院了。随着癌症治疗技术的飞速发展，目前癌症的治疗除了以往熟知的手术、化疗、放疗以外，还有靶向治疗、免疫治疗等。尤其是一些初诊就发现为晚期癌症的患者，从未进行过癌症的相关治疗，在 ICU 的生命支持情况下进行抗癌治疗，或许能够走出 ICU，重返正常的生活。因此，面对这样的重症癌症患者时，需要告知家属：根据国内外肿瘤医院 ICU 的经验，当无法判明这个危重癌症患者的预后时，可以入住 ICU 后至少经过 3 天的积极治疗。在此过程中，医生要积极动态评估患者，治疗好转可以继续积极治疗，若评估治疗无效则应及时告知家属可选择临终关怀、舒缓治疗。

美国著名的重症医学杂志"Critical Care Medicine"曾经发表过这样一篇文章，标题是《你永远不知道，你的这个（肿瘤）患者会给你怎样的惊奇！》。是的，在面对危重癌症患者时，即使病情非常危重，也不要轻言放弃，患者若有机会入住 ICU 进行抗癌治疗，应尽量接受至少 3 天的全力救治，然后根据患者病情进行评估。

（作者徐珊玲系四川省肿瘤医院危重病研究室主任、副主任医师，四川省医学会重症医学专委会委员，四川省抗癌协会肿瘤重症医学专委会委员）

参考文献

[1] RAOOF N D, GROEGER J S. You never know—one of your patients with cancer might surprise you[J]. Crit Care Med, 2007, 35 (3) : 965–966.

[2] SOARES M, CARUSO P, SILVA E, et al. Characteristics and outcomes of patients with cancer requiring admission to intensive care units: a prospective multicenter study[J]. Crit Care Med, 2010, 38 (1) : 9–15.

康复篇

CONVALESCING

癌性疼痛的『五大疑问』

什么是"癌性疼痛"，被诊断为"癌性疼痛"是否说明病情严重？

一般来说，癌性疼痛是指肿瘤患者所出现的疼痛。它的准确定义为：由肿瘤本身直接引发或继发于肿瘤的其他问题所导致的疼痛，同时也包括因肿瘤诊断和治疗所造成的疼痛。

所以，当医生判断您的疼痛来源于肿瘤本身、肿瘤诊断和治疗等相关原因时，会将其诊断为"癌性疼痛"。然而，被诊断为癌性疼痛并不能代表肿瘤病情严重，病情的严重程度更多地取决于肿瘤的分期、患者的一般状态以及对治疗的反应等。

据统计，有超过75%的肿瘤患者都会遭受或轻或重的疼痛困扰。同时，临床观察到大多数出现疼痛的肿瘤患者，疼痛问题可能会伴随余生。所以出现癌性疼痛需要引起重视，也应该寻求专业疼痛管理医生的帮助，从而在疼痛不同阶段使用相应等级的治疗方式，得到规范的治疗。当然，如果患者正在遭受疼痛折磨也无须过分紧张，因为现在对于癌性疼痛的治疗方式已经非常成熟，遵循疼痛专科医生科学

卢帆 唐育民

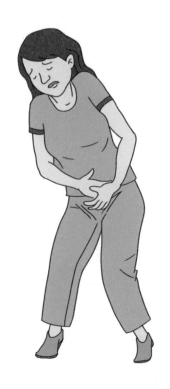

的建议将为患者带来极大的收益。

癌性疼痛应该如何治疗？

癌性疼痛的治疗是一个长期、反复、系统化的过程。总体来说，除治疗肿瘤本身以外，还有药物治疗和微创介入治疗两种方式。首先，疼痛专科医生会对癌性疼痛患者进行科学而全面的疼痛评估，让患者在直尺上读出目前的疼痛评分，询问疼痛的部位、性质以及发生的特点等。然后，医生会根据患者的疼痛情况，个体化地选择相应的治疗药物或微创治疗手段。当患者接受了某种治疗后，疼痛专科医生会将患者纳入长期而连续的动态评估阶段。最后，医生会根据患者的疼痛变化、心理预期、生活状况等提出下一步疼痛管理方案。

值得一提的是，随着癌痛治疗技术和理念的进步，近年来以"微创治疗"为主的治疗方式在发达国家被广泛地用于癌痛管理。这项技术大大解决了对于口服止痛药物无法有效缓解的疼痛，为癌性疼痛患者带来了新的福音。常用技术包括：DSA 引导下鞘内吗啡泵植入术、CT 引导下神经射频调节术、化学性毁损术、超声引导下神经阻滞术等。

吗啡会上瘾吗？吗啡不起作用了怎么办？

以吗啡为代表的阿片类药物是中重度癌痛治疗的常用药物。对于癌性疼痛患者来说，使用吗啡的目的是镇痛，而不是寻求欣快感。因此，在医生指导下使用吗啡是为了满足患者的镇痛需求，改善患者的中重度疼痛状态，在这种情况下极少会出现吗啡成瘾现象。

研究发现，在遵循相关指南和用药原则下，癌性疼痛患者使用吗啡成瘾的概率仅为 0.03%。因此，在医生指导下用药，成瘾并不是一个很大的问题。而吗啡所带来的一些副作用，如恶心、呕吐、便秘、嗜睡等，才是用药过程中需要重点关注的。

此外，一些患者担心吃吗啡也有不管用的时候而宁愿忍受疼痛，其实这是非常错误的观念。因为忍受疼痛意味着极差的睡眠、免疫力下降、生活质量下降甚至影响生存期。因此，吗啡镇痛不满意时，医生会再次进行疼痛评估，及时调整吗啡用量、加用辅助药物或采用疼痛微创治疗。

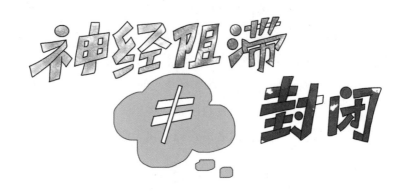

"神经阻滞"就是"封闭"治疗吗？

在疼痛科，患者常常会被医生介绍使用"神经阻滞"治疗，此时很多患者往往第一个疑问就是："神经阻滞"就是"封闭"治疗吗？

老百姓常常谈"封闭"色变，认为封闭的副作用大、效果不好、容易复发等。其实所谓的"封闭"治疗与目前的"神经阻滞"并不一样，传统的"封闭"手法较为粗放，哪痛打哪，药物剂量大、浓度高，且通常为非专科医师实施，所以给百姓造成了治疗效果不确切、副作用大的印象。然而，随着医疗技术的进步，那种粗放的"封闭"治疗几乎废弃了。

目前，由疼痛专科医师所实施的"神经阻滞"治疗常需在超声、CT等影像学技术的引导下进行，注射更为精确、靶向，大大减少了局部药物用量。此外，"神经阻滞"并非哪痛打哪，而是按照神经的走行、支配区域进行注射。其原理是直接阻断疼痛传导、调节神经、扩张病变部位微血管、改善病变组织血液循环的作用，不仅止痛更治痛。神经阻滞除了治疗一般性疼痛以外，在癌性疼痛中更有"诊断性治疗"的作用，它可以帮助疼痛专科医生判断患者后期进行神经毁损治疗的疗效。

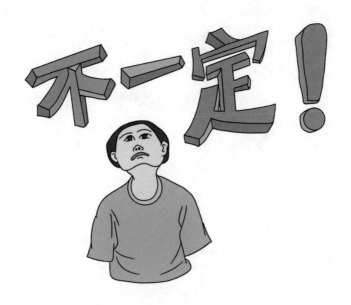

是不是做了疼痛微创治疗就可以完全不吃止痛药了？

疼痛微创治疗的目的是进一步缓解疼痛程度，减少疼痛面积，减少爆发性疼痛次数，改善针刺感、刀割感、烧灼感、牵扯感等不适感以及减少药物副作用。虽然大多数肿瘤患者在接受微创治疗后能减少镇痛药物用量或降低镇痛药等级，但不是所有患者都能完全不吃止痛药。做微创治疗的目的并不是停药，而是进一步改善疼痛症状，最终目的是让患者更舒适，改善患者的生活质量。

疼痛科专科医生表示：让患者接受微创治疗，一般是基于患者目前的疼痛情况、疼痛发展趋势、目前药物治疗反应、生活质量要求等多方面因素而做出的判断，可以肯定其对改善患者生活质量有一定的效果。在工作中我们常常观察到一次微创治疗后，很多直肠癌、宫颈癌患者感到小腹、会阴、肛周疼痛和坠胀明显缓解，能正常站立和坐凳子，减少如厕次数；

肺癌伴椎旁、肋骨转移患者感到胸背部疼痛明显缓解并能平躺入睡，而不再需要强迫体位；胰腺癌、肝癌、胃癌患者感到腹部疼痛明显缓解，也能直起腰来，夜间能安稳休息；鞘内泵置入术后的患者学会自己控制镇痛强度后，会获得更平稳、更有效的无痛生活。

（作者唐育民系四川省肿瘤医院麻醉医学中心原主任、主任医师，中华医学会四川省麻醉专科分会第七、八、九届副主任委员，成都麻醉分会副主任委员；卢帆系四川省肿瘤医院麻醉医学中心医师、主治医师，四川省抗癌协会肿瘤疼痛学专委会秘书）

科学评估肿瘤患者免疫力

"医生，我做了手术，又做了放疗、化疗，现在经常感冒，估计是免疫力低下，麻烦您给我开点增强免疫力的药吧！"

以上这种情景经常在肿瘤相关科室听到，可药不能乱开，肿瘤患者们也不能仅凭感觉就轻易判断自己免疫力低下。免疫力是人类维持机体健康非常重要的一项功能，今天肿瘤专科医生就来科普怎样科学评估肿瘤患者的免疫力？

机体的免疫系统由免疫器官、免疫细胞、免疫分子三部分组成，其作用是抵抗外来有害物质对身体造成的损害，是机体的"保护伞"。这三部分的功能合起来俗称免疫力。但免疫器官的功能我们无法通过外界的方法来测量，所以免疫力可以由免疫细胞的数量和免疫分子的数量来反映。

首先从免疫细胞说起。人体白细胞中有一类细胞叫淋巴细胞，它是人体中最重要的免疫细胞。淋巴细胞是由 T 细胞、B 细胞、NK 细胞这三兄弟组成，是机体中重要的卫士。当外界病菌侵犯机体时，首先由具有杀伤性的 T 细胞和 NK 细胞组成第一道防线，兄弟俩用"子弹"射击病菌。同时，B 细胞也没闲着，T 细胞和 NK 细胞传递给它抗战的消息，B 细胞迅速地制造"导弹"（即免疫分子，我们俗称的"抗体"），当病菌再次来犯时，机体有现成的"导弹"对病菌快速发起攻击。三兄弟通力合作，这就是正常人淋巴细胞抵御外界病菌的方式。

但肿瘤患者经过手术、放疗、化疗这些抗肿瘤治疗后，手术创伤、放射线、化学药物在杀伤肿瘤细胞的同时，对机体的自身免疫细胞也会造成极大的损害，不仅 T 细胞、NK 细胞、B 细胞的数量会减少，而且 B 细胞产生抗体的能

何淑娅

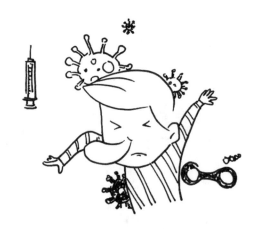

力也会降低，在病菌来犯时机体没有充足的"子弹"和"导弹"了，这就是肿瘤患者们自觉抵抗力低下，经常感冒的根本原因了。

细胞免疫（检测 T 细胞、NK 细胞、B 细胞的数量）和体液免疫（检测免疫球蛋白数量）就是肿瘤专科医生评判患者免疫力水平的两个重要指标。手术、放疗、化疗是肿瘤患者细胞免疫和体液免疫损伤的最直接原因，在抗肿瘤治疗结束后，随访期间都应该重视细胞免疫和体液免疫的动态监测，防止因免疫力降低出现复杂性感染、肿瘤转移的不良事件发生。通过细胞免疫和体液免疫的检查，可以清楚我们机体卫士数量有无减少，进而积极地预防和治疗。提高免疫力的药物有很多种类，西药常用的有胸腺法新、乌苯美司、免疫球蛋白等；中成药常用的有香菇多糖等，中医扶正方剂也有很好的疗效。但既然是药物，就有相应的副作用，所以切不可自行判断，一定要在肿瘤专科医生综合评价下用药。

除了肿瘤患者应该重视免疫力以外，健康人群也都应重视自己的免疫力。任何不恰当的生活方式，如熬夜、过度疲劳等，都是损伤机体免疫力的，因为机体的免疫细胞也是有昼夜节律的，违反了机体的昼夜节律，免疫力肯定会受到不利影响。

（作者何淑娅系四川省肿瘤医院主管技师、四川省医学会检验医师分会青年委员、四川省康复医学会肿瘤学专委会青年学组委员）

病房里最近住进来一位宫颈癌患者李姐。一天，有位朋友来看她，听说医生马上要给她安排放疗和化疗，朋友顿时紧张地告诉她："千万不要一起做呀！我听说放疗和化疗都会引起恶心、呕吐，严重的胆汁都要吐出来！你这两样一起做，不知道会有多严重，怕是病没有治好，命就先丢了……"听了朋友的话，本来已经做好治疗准备的李姐当晚转辗难眠。

在医院里经常会遇到患者因为担心放疗、化疗带来的恶心、呕吐而引发焦虑、失眠等症状，患者甚至因此拒绝治疗。恶心、呕吐真的那么可怕吗？难道就没有好方法控制吗？

放疗、化疗的确会引起恶心、呕吐反应，发生率个体差异较大，与放疗的部位、剂量，化疗的药物种类、剂量等多种因素有关。但随着医学的进步，目前已经有很多方法可以控制恶心、呕吐症状了。首先是不断更新换代的止吐药物，大大降低了恶心、呕吐的发生率；其次，中医也可以适当缓解放疗、化疗中的恶心、呕吐。

中医可以采取多种方法控制恶心、呕吐：口服中药，医生根据患者的具体情况开具个体化的中药配方，可以控制恶心、呕吐，开胃健脾，增加食欲。有的患者可能会不喜欢中药的气味，那么还有其他的中医手段。例如：中药穴位贴敷。穴位贴敷就是将特殊配方的中药制成药膏，放入穴位贴的凹槽内，再将药膏对准穴位贴上去，保留6～12小时，通过穴位上皮肤吸收药物和穴位刺激双重作用发挥止吐作用。这样既用了药物，又避免了苦口的中药味道。

还有一种中医用药方法：穴位注射。该方法就是将一定剂量的中药或者西药液体注射进人体的特定穴位，整个

中医帮你缓解放化疗带来的恶心、呕吐

王关芬　陈莉

操作就像打针，只不过打的部位在穴位上。进而通过药物本身和穴位刺激的双重作用达到治疗效果，疗效可优于单纯打针。

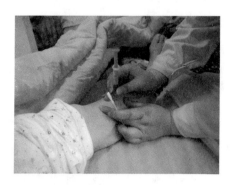

穴位注射

如果不想用药还可以采取针灸方法。针灸包含了针刺和艾灸两种方法。针刺就是老百姓常说的"扎银针"，医生将专用针灸针以一定的手法刺入选定的人体穴位，并运用"捻转提插"等手法刺激穴位，具有疏通经络、行气活血、调整阴阳的作用，从而达到扶正祛邪、防治疾病的目的。由于穴位对应人体脏腑功能，刺激人体的穴位对人体脏腑功能具有调节作用，从而达到治疗恶心、呕吐的目的。

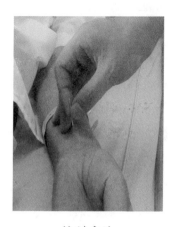

针刺疗法

艾灸通常是用陈艾叶做成的艾条或者艾绒点燃熏烤，或温熨体表相应穴位产生刺激作用，从而达到效果的治疗方法。

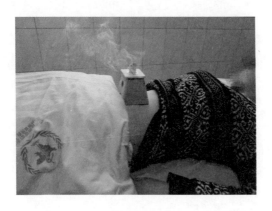

艾灸疗法

如果你既不想用药，又不想受针刺的痛，同时还不想闻艾烟的味道，中医还有耳穴埋豆和按摩疗法可以帮助你。人体耳朵上有很多的穴位，对应人体脏腑功能。耳穴埋豆就是用胶布将王不留行籽等中药籽或者磁珠粘贴于耳穴处，给予适度的揉、按、捏、压，使其产生热、麻、胀、痛等刺激感应，以调节相应脏腑功能达到治疗目的的一种外治方法。

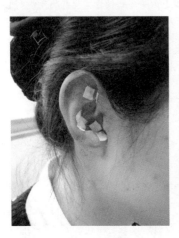

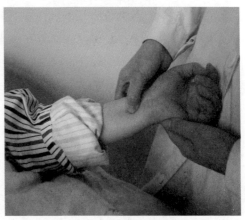

耳穴埋豆　　　　　　　　　穴位按摩

按摩疗法指依靠按摩人员的手法作用于人体的穴位上，刺激穴位达到治疗作用的一种操作技术。按摩疗法舒适度较好，是比较容易被接受的一种方法。

以上中医方法均通过科学研究证实有效。对于具体使用哪种方法、选取哪些穴位效果更好，需要医生根据患者的情况来制定个体化的方案。患者需要做的就是放松心情、配合医生开展治疗。

（作者王关芬系四川省肿瘤医院病区护士长、副主任护师，四川省护理学会中医中西医结合护理专委会委员，成都护理学会中医中西医结合护理专委会常务委员；陈莉系四川省肿瘤医院护理小组长、主管护师）

参考文献

[1] 孙秋华，孟繁洁.中医护理学 [M].北京：人民卫生出版社，2012.

[2] 王国蓉，皮远萍.肿瘤专科护理与循证实践 [M].北京：人民卫生出版社，2016.

[3] 丁士超.调中降逆方对非小细胞肺癌患者化疗相关恶心呕吐的作用及机制 [J].山东医药，2019，59（1）：58-60.

[4] 孙春霞，闫翠环，杨德华，等.疏肝健脾扶正消癌中药对乳腺癌术后化疗患者胃肠道不良反应及生存质量的影响 [J].河北中医药学报，2018，33（1）：9-10，14.

[5] 瞿林柱，曹洋，赵媛媛，等.温胆汤合丁香柿蒂汤预防含顺铂方案化疗所致恶心呕吐临床研究 [J].广州中医药大学学报，2014，31（3）：343-347.

[6] 杨红，徐海燕，夏兴梅，等.电子灸联合甲氧氯普胺穴位注射治疗化疗相关性恶心呕吐的疗效观察 [J].检验医学与临床，2018，15（20）：3119-3121.

[7] 梁晶，杨怡萍，王作仁，等.足三里穴位注射治疗食管癌化疗引起的恶心呕吐效果观察 [J].解放军预防医学杂志，2018，36（12）：1629.

[8] 刘翾.穴位按摩加中药脐贴缓解化疗致恶心、呕吐的疗效观察及护理体会 [J].中医外治杂志，2016，25（4）：39-40.

[9] 李爱国，王鑫.中西医结合防治肿瘤化疗性呕吐 40 例 [J].中医研究，2017，30（1）：34-36.

[10] 蒋璐.耳穴埋豆联合穴位贴敷疗法防治肿瘤化疗所致恶心呕吐临床观察 [J].浙江中西医结合杂志，2017，27（3）：230-231.

[11] 孙芳.中药药饼神阙穴隔姜灸联合耳穴压豆防治化疗性胃肠道反应临床观察 [J].
亚太传统医药, 2015, 11(19): 123-124.

[12] 杨文娟, 李张艳, 王良花.穴位敷贴防治恶性肿瘤化疗不良反应的临床研究 [J].中
医临床研究, 2016, 8(27): 137-138.

[13] 闫昱江, 董昌虎, 何春玲, 等.针刺配合艾灸防治化疗所致恶心呕吐临床观察 [J].
新中医, 2014, 46(1): 144-146.

[14] 崔莹雪,裴培,石广霞等.针刺治疗化疗后恶心呕吐研究进展 [J].中国中医药信息杂志,
2015, 22(11): 128-131.

[15] 刘红, 徐天舒.麦粒灸防治含顺铂方案化疗所致恶心呕吐的临床研究 [J].针灸临床
杂志, 2016, 32(11): 4-7.

[16] 孙存桂.穴位按摩配合艾灸缓解恶性肿瘤化疗患者恶心呕吐的效果观察 [J].实用
临床医药杂志, 2014, (22): 153-154.

头
颈
肿
瘤
放
疗
患
者
如
何
应
对
口
咽
疼
痛

李　梁　王
亦　海　华
建　鑫

口咽部疼痛是头颈部肿瘤放疗患者最常见的症状。该症状会妨碍患者进食和睡眠，引起患者焦虑、抑郁情绪，阻碍疾病恢复，严重者甚至会导致暂停放疗，使治疗期增长，增加患者经济负担和痛苦。详细了解和有效应对口咽疼痛，可以缓解患者焦虑情绪，提升自我应对能力，保障治疗顺利进行，提高患者生活质量。

人的一生，从出生开始，直到生命终结，或多或少会经历一些疼痛。头颈部放疗患者就会口咽疼痛……撕心裂肺的疼痛有时候甚至比死亡更可怕，患者和家属往往会因此焦虑不已、手足无措、痛苦不堪。今天我们就来聊一聊头颈部放疗引起口咽疼痛的那些事儿。

疼痛究竟是什么，你真的知道吗？

患者：疼痛谁不知道呀，每个人或多或少都会经历，就是身体的一种感觉嘛。

科普侠：说得没错，不过这只说对了一半。疼痛是组织损伤或潜在组织损伤导致的不愉快的感觉和情感体验。它既是一种身体上的感官体验，同时也是一种心理上的情感体验。它与体温、脉搏、呼吸、血压一样，作为人的第五大生命体征，是生命体征的一项重要指标。

患者：哦，疼痛原来是身、心同时受创。

头颈部肿瘤放疗患者为什么会出现口咽疼痛？

患者：放疗不就是机器在我头颈部照一下嘛，每次短短几分钟，这样也会引起口咽疼痛？

科普侠：打个比方，夏天在阳光下暴晒，除了热还有什么感受呀？

患者：皮肤火辣辣的痛嘛！

科普侠：对。同理，放射线所产生的电离辐射会导致口腔黏膜组织和细胞受损，还会对放射野内的微血管产生损害，造成血管壁肿胀，血管变窄甚至堵塞，加重口腔黏膜病变。口腔黏膜的充血、水肿、溃烂等这些情况就是导致口咽疼痛的主要原因。而且随着放射剂量、时间的增加，口腔黏膜的反应可能会逐渐加重。我们可以根据 RTOG 的分级来了解口腔黏膜随着放疗进行产生的变化。

第一次放疗后 24 小时内：毛细血管会扩张，血管渗透性增加，口腔黏膜无变化，RTOG 0 级；

放疗第一周：对放疗敏感的患者就会开始出现轻度的充血和水肿，伴有轻微疼痛，RTOG Ⅰ级，无须用止痛药；

放疗第二周：真皮层血管内红、白细胞渗出，疼痛增加，口腔黏膜出现脱落，患者出现厌食；

放疗第三周：黏膜会出现炎症，消耗的内分泌腺体也会肿胀，患者出

随放射剂量、时间增加，皮肤发生的变化

第一次放疗后，暂时性红斑
第一次照射后 24 小时毛细血管扩长和血管渗透性增加

累计剂量 10~20 戈瑞，持续性红斑并逐渐加重
原因：真皮层血管内红、白细胞的渗出

累计剂量 20~30 戈瑞，干性脱皮
原因：新细胞产生速度快过老细胞脱范速度，皮肤会变得干燥和易剥脱，即干性脱屑

累计剂量 30~50 戈瑞，湿性脱皮
原因：基底层无法产生足够的新细胞来替代老细胞和受损细胞，表皮外层即会发生破溃、水肿、渗出

现吞咽困难，黏膜炎性斑块开始融合，RTOG Ⅱ级，可能会有中度疼痛，需要给予止痛药；

放疗第四周：症状会持续进展，融合的黏膜炎脱皮导致固有膜剥脱，黏膜表面覆盖纤维和多型白细胞，RTOG Ⅲ级，重度疼痛，需用麻醉药；

放疗第五周：辐射损伤达到最大。患者对触觉、温度、颗粒样食物极度的敏感。黏膜溃疡、出血、坏死，RTOG Ⅳ级。但此时上皮层也开始恢复。

放疗引起的口咽疼痛和感冒引起的口咽疼痛有何不同？

患者：我感冒了喉咙疼痛，吞不下去东西，吃感冒药就不痛了嘛。这个可以吃消炎药吗？

科普侠：放疗引起的口咽疼痛不同于感冒引起的口咽疼痛哦。

首先，从疼痛性质上说，感冒引起的口咽疼痛以肿痛为主，而放疗引起的口咽疼痛主要是刺痛或烧灼样疼痛；其次，从疼痛强度上说，感冒的口咽疼痛强度比放疗的口咽疼痛强度低一些；再次，从病程上看，感冒引起的口咽疼痛很快就会康复，而放疗引起的口咽疼痛主要与放疗引起的口腔黏膜炎有关，口腔黏膜炎随着放疗剂量的增加会逐渐加重，但后期随着口腔黏膜炎的修复疼痛会逐渐好转；最后，从治疗上说，感冒引起的口咽疼痛主要针对病因用药，感冒痊愈则疼痛消失，而放疗引起的口咽疼痛则需将病因治疗与症状治疗结合。

放疗引起的口咽疼痛怎么判断？

患者：道理我明白了，但是到底疼痛到哪种程度才能吃药，我也判断不来啊？

科普侠：我们一般用 NRS 评分法来评估疼痛强度。NRS 评分又叫数字评分法，即 0～10 数字，按数字从小到大代表不同程度的疼痛，数字越大疼痛程度越重，0 分为不痛，10 分为最痛。

患者：这也太抽象了，完全理解不了啊。

科普侠：我们来看图说话。1～3 分代表轻度疼痛，4～6 分代表中度疼痛，7～10 分代表重度疼痛。我们可以通过睡眠质量来判断疼痛强度，如果你的口咽疼痛不影响睡眠，那就是轻度疼痛，可以暂时不用止痛治疗。如果睡眠受轻微干扰，表示进入中度疼痛。如果睡眠严重受干扰则是重度疼痛。中度、重度疼痛都需要告知医生，这样才能及时进行止痛治疗，在保证放疗顺利进行的同时，提高自身的生活质量。

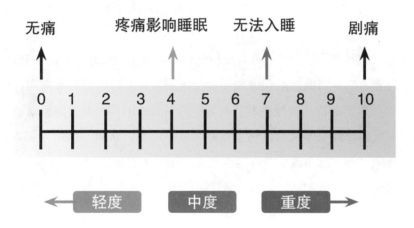

放疗引起的口咽疼痛有哪些治疗方法?

1. 解决吃的问题。疼痛剧烈时，可以安置胃肠营养管，暂时不通过口腔进食，在减轻吞咽疼痛的同时，还能保证身体的营养需求。

2. 使用漱口水。

◎康复新漱口，每日 3 次，每次 10 毫升。康复新液能减轻口腔黏膜放射性损伤，对已有创面有良好的修复作用；同时有效恢复口腔黏膜功能，改善进食，使机体的抵抗力得以提高，利于创面修复，从而能有效预防与治疗放射性口腔炎，减轻疼痛。

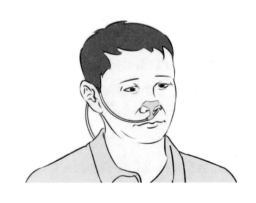

◎ 0.9%氯化钠注射液 500 毫升 + 利多卡因 0.5 克，饭前漱口。利多卡因是局部麻醉药，局部麻醉效果较强而持久，有良好的表面穿透力，可作表面麻醉，一般使用 1～3 分钟起效，效果维持 1～3 小时。

3. 使用止痛药。中度、重度口咽疼痛的患者通过口服止痛药或者胸壁外贴芬太尼透皮贴剂可有效止痛，不仅减轻生理痛苦，还能享受进食的快感。

◎盐酸羟考酮缓释片：可有效控制疼痛，常用于放疗引起的口咽疼痛。

注意事项：口服盐酸羟考酮缓释片需整片吞服，不得嚼碎服用，以免药效释放速度加快，导致中毒；必须按医生医嘱用药，不能随意增减药物剂量；服药期间要多喝水，适当运动，多吃蔬菜、水果，预防便秘；如果出现呼吸变慢、意识改变等问题要立即通知医生进行处理。

◎芬太尼透皮贴剂：在 72 小时的应用期间可持续地、系统地释放芬太尼。

注意事项：芬太尼贴剂应贴于躯干或上臂清洁皮肤处，并且避开放疗部位，更换芬太尼时不能贴于同一部位；贴芬太尼时用掌心捂贴剂处30 秒，以使它与皮肤更好的贴合；贴芬太尼期间不要靠近热源，以免加速药物释放，引起中毒反应；芬太尼贴剂不可剪开使用（骨架型芬太尼贴剂除外），以免引起芬太尼释放失控。如出现意识障碍、皮肤瘙痒、便秘、恶心、呕吐等问题要及时告知医生。已知对芬太尼过敏的患者禁止使用芬太尼贴剂。

盐酸羟考酮缓释片、芬太尼透皮贴需要医生开具麻醉药处方，只能在医院领取。住院患者只能领取 1 日药量，出院患者可以在疼痛科建立病历，最多可以领取 15 日药量。疼痛患者在医生的指导下规范用药，不会成瘾。

（作者王华系四川省肿瘤医院主管护师；梁海鑫系四川省肿瘤医院护师；李亦建系四川省肿瘤医院护师）

参考文献

[1] 高慧,石静.探讨预防头颈部肿瘤放疗患者口腔黏膜炎的护理措施[J].中国保健营养, 2017, 27（10）：196.

[2] 曹媛, 施如春.癌症患者疼痛管理评估工具使用近况[J].实用临床护理学电子杂志, 2019, 4（18）：162.

[3] 周丽华, 杨硕, 张英.康复新液药理作用及临床应用的研究进展[J].医药前沿, 2019,（5）：228.

[4] 刘小霞.制霉菌素联合利多卡因治疗老年肺炎口腔溃疡 2 例护理体会[J].医药前沿, 2017, 7（14）：323-324.

[5] 裴芳,邓晓彬,田莹莹,等.芬太尼的人体药物动力学及生物等效性研究[J].海峡药学, 2018, 30（2）：32-35.

[6] 石海燕.盐酸羟考酮缓释片治疗中晚期恶性肿瘤疼痛的临床效果观察[J].临床合理用药, 2019, 12（5）：72-73.

[7] 王雪艳.芬太尼透皮贴剂治疗鼻咽癌放疗性口腔黏膜炎疼痛的疗效观察及干预效果[J].临床联合用药, 2019, 12（5）：147-148.

[8] 原著 ERIC J. HALL, AMATO J. GIACCIA, 主译卢铀, 刘青杰.放射生物学（放射与放疗学者读本 原书第 7 版）[M].北京:科学出版社, 2016.

放射性口腔干燥症的应对方法

嘴巴干，喉咙干……不喝水干，喝了水还是干，白天干得杯子不离手，晚上还要起来喝几口。这些都是来自头颈部放疗患者的切身真实感受。

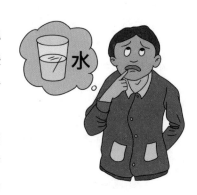

今天我们要科普的不是缺水的解决方案，而是喝水也解决不了的问题——放射性口腔干燥症的应对方法。

口腔中的唾液（口水）来自涎腺，又称唾液腺。涎腺主要有腮腺、颌下腺和舌下腺三对大涎腺及分布于黏膜的小唾液腺组成。它们分泌的唾液中有较多的黏液，而黏液是保持口腔黏膜润滑，使人感觉口腔舒适不干燥的重要成分，对口腔黏膜起持续性润滑作用，能在非进食时润滑口腔，从而减轻口干症状。

什么是放射性口腔干燥症？

放射性口腔干燥症，是指患者的唾液腺因照射后受到损伤，使唾液分泌的数量、性质和成分改变，导致口腔内唾液腺功能丧失，进而引起的口干、口腔烧灼感、唇舌痛等一系列症状的病症。

据国内外研究显示，接受放射治疗的头颈部肿瘤患者大部分都会出现不同程度的口干症状。

口干的程度分级——正常：与放疗前比较无变化；轻度口干：患者有主观症状，进食时不一定要用汤水；中度

李亦建　殷利　吕俭霞

口干：进食时必须用汤水送服，否则无法进干食；重度口干：晚上需要醒来喝水或说话稍长时间即感口干不适。

头颈部肿瘤放疗之后为什么嘴巴会干？

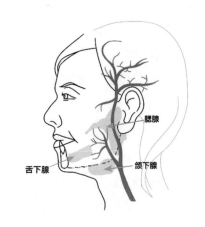

腮腺

舌下腺

颌下腺

目前，放射线导致唾液腺损伤的机制仍然是不清楚的。目前，最公认的说法是，大唾液腺（腮腺、下颌下腺、舌下腺）和散在分布的小唾液腺受到放射损伤导致细胞凋亡。

唾液腺是放射敏感组织，唾液腺细胞更新也比较缓慢（60～120 天），如果一边的唾液腺损伤之后，另外一边的唾液腺也不能帮忙代偿分泌唾液，那么口干的症状就会持续。

一般来说，常规放疗技术照射时，第 1 周腮腺的分泌量会下降 50%；在放疗 1～2 周后（10～15 戈瑞时），口干就有点明显了。但每个人的反应也存在差异，有些敏感的患者第一次放疗后就能明显感到口干。

当前，高度适形的调强放疗（IMRT），可以使唾液腺受到的辐射最小化，口干的情况会明显好于常规放疗。

出现口干怎么办？

对有明确口腔干燥症的患者，可以使用多种方法来提供替代性的湿润剂，并最大化发挥唾液腺的残留功能。

1. 饮食方面

◎可以把干的、硬的食物换成湿的、较软的食物，提高患者的营养状况和生存质量；

◎可以规律地小口喝水，水不一定要吞下去，可以漱口后吐出，或饮用无糖液体来保持良好的口腔湿润；

◎避免口腔刺激物，比如：咖啡、酒精和尼古丁；

◎避免酸性饮料，如可乐、雪碧、橙汁等；

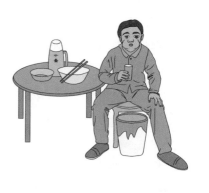

◎胃肠功能好的患者，可以少量食用清凉冷饮、奶油冰激凌等。

注意：由于唾液分泌减少，口腔自洁能力下降，容易发生龋齿及口腔感染，每次用餐后需要漱口，清除食物残渣，防止细菌繁殖，保持口腔清洁。

2. 生活习惯方面

◎外出时要随身携带水杯，方便口干时随时饮用；

◎保持鼻道通畅，避免张口呼吸；

◎睡觉时佩戴一次性医用口罩，可明显减轻口干，提高睡眠质量；

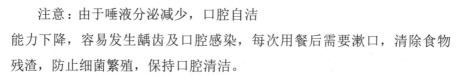

◎天气干燥时使用空气加湿器，保持室内相对湿度在70%左右，特别是在晚上；

◎避免待在湿度较低的环境，如开空调的商店、中央供暖的房子。

3. 对现有唾液流量的刺激

◎药物刺激：可以尝试用多种味觉性的、触觉性的或有药理性的物质来刺激残余唾液腺组织的唾液流量，如毛果芸香碱、茴三硫等，但这些需要在医生的指导下使用；

◎非药物刺激：酸或苦类物质带来的味觉，对唾液流量的刺激最有效；甜味物质，如无糖硬糖，也可刺激唾液流量，但程度相对较小；咀嚼无糖口香糖可以对唾液流量同时提供味觉和触觉刺激；

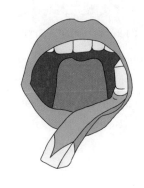

◎以中药及针灸等方式补充治疗：养阴生津的中药饮片可以改善口干的症状，可用菊花、麦冬、胖大海、生地、洋参片等中药泡水饮用；对于至少有部分残留唾液腺功能的口干燥症患者，针刺治疗也可以一定程度缓解口腔干燥。但须注意吃中药或者针灸都应到正规的医院去治疗。

4. 唾液替代品与黏膜润滑剂

对于经局部唾液流量刺激或饮水后症状缓解不理想的患者，以及水摄入过多会引起夜尿频繁的患者，可以尝试一下人工唾液。

人工唾液的主要成分是羧甲基纤维素、动物黏蛋白、聚甲基丙烯酸甘油酯、氧化酶、聚乙二醇、山梨醇及电解质等。

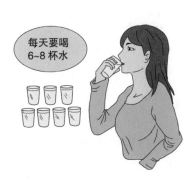

每天要喝
6~8 杯水

人工唾液能够保护口腔黏膜及牙龈，明显改善患者的口干、吞咽肌构音症状，但是需要全天保证较高的使用频率。

（作者吕俭霞系四川省肿瘤医院头颈放疗二病区护士、护师，西部放射治疗协会放射肿瘤护理专委会委员；殷利系四川省肿瘤医院头颈放疗二病区护士长、副主任护师，西部放射治疗协会放射肿瘤护理专委会委员；李亦建系四川省肿瘤医院护师）

参考文献

[1] MORTON R P, THOMSON V C, MACANN A, et al. Home−based humidification for mucositis in patients undergoing radical radiotherapy: preliminary report[J]. J Otolaryngol Head Neck Surg, 2008, 37（2）：203−207.

[2] SCIUBBA J J, GOLDENBERG D. Oral complications of radiotherapy[J]. The Lancet Oncology, 2006, 7（2）：175−183.

[3] 徐国增,朱小东.鼻咽癌调强放疗唾液腺保护技术应用现状[J].中华放射肿瘤学杂志, 2010, 19（1）：69−71.

[4] 罗展雄.鼻咽癌患者放疗后腮腺血流变化、唾液流速与口干症状的相关性研究[J].西北国防医学杂志, 2017, 038（009）：625−628.

[5] 曾斌, 郎锦义.放射性口腔干燥症的研究进展[J].肿瘤预防与治疗, 2010, 23（03）：251−255.

[6] 程天翠,段爱武,彭丽仁等.一次性医用口罩在鼻咽癌放疗后重度口干病人中的应用[J].中国临床护理, 2016, 8（04）：349−351.

[7] 袁东杰,卢振民,徐志文.鼻咽癌放疗后口干燥症防治的研究进展[J].临床耳鼻咽喉头颈外科杂志, 2015, 29（07）：674−676.

[8] 徐亮.应用磁共振成像定量评价鼻咽癌患者放疗后远期涎腺损伤的初步临床研究[D].苏州：苏州大学.2017.

[9] 周闪.涎腺早期放射性损伤的MRI评价研究[D].苏州：苏州大学.2017.

[10] GUOPEI, ZHU, JIN−CHING, et al. Asian expert recommendation on management of skin and mucosal effects of radiation, with or without the addition of cetuximab or chemotherapy, in treatment of head and neck squamous cell carcinoma[J]. BMC cancer, 2016, 16：42.

俗话说"民以食为天",而我们头颈肿瘤放疗患者经常会觉得嘴巴没得味道,或者吃没放盐的食物都觉得咸,还有吃什么都是苦的……今天,我们就来讲一讲放疗相关性味觉改变的问题。

人类的基本味觉

人类有酸、甜、苦、咸、鲜 5 种基本味觉,舌的不同区域对每种基本味觉的敏感性不同。每种舌乳头中存在一定数量的味蕾,人类大约有 1 000 个味蕾,每一个味蕾中含有 50～100 个味觉细胞。在 20～30℃时,味觉的敏感度最高。当然,我们的味觉敏感性还受到年龄、性别、遗传、疾病和吸烟行为等因素影响。

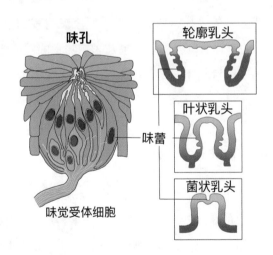

味觉改变主要有哪些情况?

味觉改变又称味觉障碍,是指味觉反常或味觉受损,是一种不愉快的味觉变化,这是肿瘤放疗常见不良反应之

放疗后味觉发生改变,怎么办

吕俭霞

殷利

一。据国内外的专家学者研究显示，肿瘤本身及肿瘤放疗引起的味觉改变是普遍存在的。

味觉改变的类型

◎味觉减退，即辨别味道的灵敏度减退；

◎味觉不良，即在进食食物或饮料时产生不愉快的味道；

◎味觉倒错，即反常的味觉，如将酸味判断为苦味；

◎味幻觉，即口腔中出现连续的异味，通常是苦味或者金属味；

◎味觉缺失，即失去部分或全部味觉功能。

放疗为什么会引起味觉改变？

放疗患者味觉的改变与放疗的位置和剂量有很大的关系。一般来说，舌头在放疗照射野范围以内的头颈部肿瘤患者最容易出现，随着放疗剂量的累积，舌头上的味觉感受细胞受损、口腔干燥、唾液流的减少会干扰风味分子到嗅觉和味觉受体的运输；口腔黏膜炎也是影响味觉的重要原因。

每一种味觉对射线的敏感性也不一样。一般来说，咸味和苦味影响严重，甜味受损最少。

放疗引起的味觉改变能恢复吗？

放疗引起的味觉改变一般在放疗 2 周（累积剂量 20 戈瑞，10 次左右）时开始出现，随着放疗次数的增加逐渐加重，到 20～30 次时（累积剂量 50～60 戈瑞）达到最大耐受量，基本上在放疗快结束时，味觉改变是最严重的。

患者及家属也不要太过担心，因为味觉细胞每 10 天就会更新 1 次！在放疗结束 10 天左右，味觉就会开始慢慢恢复，吃东西就尝得到咸味了，大多数患者在 2～4 个月时能完全恢复，但也有个别患者恢复时间稍微长一点，1～7 年不等。

味觉改变时怎么办？

◎饮食方面

味觉缺失或味觉减退，可以在食物中增加调味品，如盐、油脂或香料等。如感觉食物变得太咸或太甜，则烹饪中少放盐和香料等调味品，将食物煮一煮使其更加清淡，不吃腥味很重的食物。

但不要因为吃东西感觉都是咸的就不放盐或不放油。我们的身体每天都需要钠离子，还有些维生素是脂溶性的，也就是必须要放油才能把维生素溶解，比如红萝卜、番茄。

感觉口苦时，避免吃红肉、茶和巧克力等食物，可以吃禽肉、乳制品等高蛋白食物；感觉口中有金属味时，避免接触金属餐具，使用塑料餐具，可以吃冰水、冷藏或冷冻的食物，多吃蔬菜和新鲜水果，补充维生素 C 和维生素 E。

鼓励患者尝试新的食谱，少食多餐。还可以采取多饮水、在餐前吃硬糖等措施刺激唾液分泌，充分咀嚼食物可增加唾液分泌和食物中香味化合物的释放，从而刺激更多的味觉细胞。保持口腔卫生，如进食前后刷牙或使用盐水、碳酸氢钠溶液或抗菌的漱口水漱口。

◎药物方面

研究表明，肿瘤化疗患者血清、唾液中锌水平明显低于正常值，锌缺乏可引起味觉、嗅觉细胞生长缓慢，使味觉和嗅觉的敏感度丢失，甚至味觉和嗅觉失真。这种情况，可以补充锌、甲地孕酮、谷氨酰胺、氨磷汀等。

（作者吕俭霞系四川省肿瘤医院头颈放疗二病区护士、护师，西部放射治疗协会放射肿瘤护理专委会委员；殷利系四川省肿瘤医院头颈放疗二病区护士长、副主任护师，西部放射治疗协会放射肿瘤护理专委会委员）

参考文献

[1] 钱立晶,路潜.肿瘤化疗相关性味觉改变的研究进展[J].中华护理杂志,2016,51(5):547-550.

[2] ALLAN J HOVAN P. MICHELE WILLIAMS, PETER STEVENSON-MOORE YULA B. WAHLIN, et al. A systematic review of dysgeusia induced by cancer therapies[J]. Support Care Cancer, 2010, 18: 1081-1087.

[3] 朱条娥, 赵建国.预防头颈部肿瘤放射治疗导致味觉异常的研究进展[J].中国乡村医学, 2016, 23(8): 102-104.

[4] 时海波, 程雷.头颈部放射治疗对味觉的损害[J].中国耳鼻喉咽颅底外科杂志, 2003, 9(4): 251-253.

[5] YAMASHITA H, NAKAGAWA K, TAGOM, et al. Taste dysfunction in patients receiving radiotherapy[J]. Head Neck, 2010, 28(6): 508-516.

[6] YAMASHITA H, NAKAGAWA K, NAKAMURA N, et al. Relation between acute and late irradiation impairment of four basic tastes and irradiated tongue volume in patients with head-and-neck cancer[J]. Int J Radiat Oncol Biol Phys, 2006, 66(5): 1422-1429.

[7] CLAIRE O'GORMAN, WOJCIECH SASIADEK, SUZANNE DENIEFFE, et al. Predicting Radiotherapy-Related Clinical Toxicities in Cancer: A Literature Reviewr[J]. Clinical Journal of Oncology Nursing, 2014, 18(3): E37-44.

[8] MCLAUGHLIN L. Taste dysfunction in head and neck cancer survivors[J]. Oncology Nursing Forum, 2013, 40(1): 4-13.

[9] C. LEITZEN, S. HERBERHOLD, T. WILHELM-BUCHSTAB, et al. Change of Tasteduring and after IM-/IG-Radiotherapy for Head and Neck Cancer Patients [J]. Laryngo-Rhino-Otol, 2015, 94(6): 383-387.

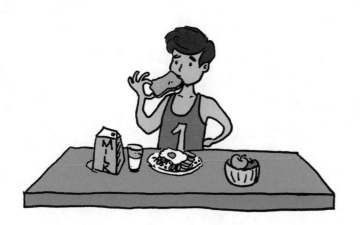

头颈部肿瘤患者放化疗中的营养支持

接受放疗、化疗的头颈部肿瘤患者，因疾病本身因素及治疗过程中出现的各种副反应，致使患者营养不良的发生率较高，大约 2/3 的患者会出现体重下降。需要注意的是营养不良多为治疗过程中发生的。在化疗的不同阶段，可能出现多种副反应，在这种情况下，患者怎样吃才能获得足够的营养？

化疗中

1. 食欲减退

◎少食多餐，以高能量、高蛋白食物为主，如奶酪、鸡蛋或肠内营养制剂等；

◎改变烹饪方式（如蒸、烧、炒、凉拌等，不必局限于各种炖肉），增加食物的色、香、味；

◎饭前少饮汤类，尽可能以固体或半固体食物为主；可食用一些开胃食物，如山楂、话梅、酸甜汤汁等；

◎尽量和家人一起就餐，改善就餐氛围和环境；

曾

瑜

2. 恶心、呕吐

◎症状严重，予以止吐；

◎吃清淡、易消化食物，避免油腻或味道过重的食物；

◎少食多餐，细嚼慢咽，避免过饱或者空腹过久；

◎适宜的食物温度，避免过热、过烫；

◎可尝试食用接近室温或者较冷一些的食物。

3. 腹泻

◎进食低渣、清淡的食物，避免摄入过量的油脂。腹泻严重时，可进食少量米汤、米糊；

◎注意补充钾、钠等电解质和体内丢失的水分。日常饮食中香蕉、橙子、土豆等食物含钾丰富，补钠可以通过增加饮食中盐的摄入；若腹泻导致脱水，可以通过口服补液盐来快速补充流失的电解质和水分；

◎避免进食易加重腹泻的食物，如牛奶、豆浆等。

4. 便秘

◎增加高纤维食物的摄入，如全谷类、蔬菜、水果（带皮的梨、西梅、火龙果等）、坚果类；

◎每天固定时间就餐，增加饮水量，晨起后饮水；

◎尽可能地增加活动量；

◎可顺时针按摩腹部，加快肠蠕动。

放疗中

1. 吞咽疼痛

【疼痛可忍，能进食】

◎进行口腔护理，如早晚刷牙、进食后多漱口、进行张口运动等。

◎少食多餐，避免过烫、刺激性食物。

◎以清淡、易吞咽、常温或稍冷的软食或流食为主，如匀浆膳、肠内营养制剂等。

【疼痛难忍，无法进食】

◎进行口腔护理（早晚刷牙、进食后漱口、张口运动等），疼痛难忍时可局部止痛。

◎尽量避免经口进食，可采用管饲、鼻胃管或经皮胃造瘘等方式，保证营养摄入。

◎仍然摄入不足的情况下可通过肠外营养进行补充。

2. 口干

◎多饮水，保证每天1500～2000毫升的饮水量。

◎可适量增加摄入梨、鲜藕等具有生津作用的食物。

◎平时可嚼口香糖，以促进唾液分泌。

3. 口腔异味

◎可选择自己喜欢的口味进行饮食调味，如甜、辣等。若出现口腔黏膜炎时，应避免食用刺激性食物。

◎可将食物加工为软烂易吞咽的形态，如蔬菜肉末粥、面条、肉丸子、肉泥等，避免食物在口腔内过多咀嚼。

若患者在治疗期间进食减少、体重降低明显，一定要及时告知主管医生并咨询营养师，及时调整营养支持方式，改善患者营养状况，保证疾病治疗效果及预后。

（作者曾瑜系四川省肿瘤医院主治医师、成都市抗癌协会肿瘤营养与支持治疗专委会委员）

参考文献

张彤, 张力川, 王玉洁, 等. 头颈部恶性肿瘤患者放射治疗期间严重体重丢失及其影响因素分析 [J]. 中华临床营养杂志, 2020, 28（3）：144–150.

科学应对放射性直肠炎

张大爷患上了直肠癌，刚放疗了 10 次，就出现了一个奇怪的现象——经常往厕所里跑，一副坐卧不安的样子。

原来张大爷不时有强烈的便意，但跑到厕所又解不出来，刚回到床上躺下强烈的便意又来袭，来回折腾。

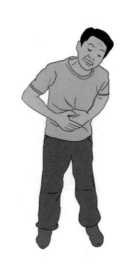

这样痛苦地过了几天，张大爷实在忍不住找到医生讲了他的苦衷，医生检查后说："大爷，您这是放射性直肠炎的典型症状。"这下可把张大爷给吓坏了，心里嘀咕着："这是个什么病？难到我的病情加重了吗？"医生拍拍他的肩膀说："别着急，张大爷，你坐下来我慢慢给您讲。"

什么是放射性直肠炎？

放射性直肠炎是指因盆腔恶性肿瘤（如直肠癌、宫颈癌、前列腺癌等）患者接受放疗后引起的直肠放射性损伤，是盆腔肿瘤放疗最常见的并发症。直肠黏膜可发生糜烂、溃疡或出血。根据发病时间可分为急性放射性直肠炎和慢性放射性直肠炎，大多数患者在放疗过程中会出现急性放射性直肠炎。

为什么会引起放射性直肠炎？

急性放射性直肠炎通常发生于放疗后 1～2 周，剂量

李慧 付本翠

20 戈瑞左右，随着放疗剂量的增加，肠黏膜发生充血水肿，血管通透性增加，使液体渗入肠腔。

放射性直肠炎有哪些症状？

主要表现为便血、便急、便频、腹泻、黏液粪便、里急后重和肛门疼痛。急性者可发生肠蠕动增强和肠痉挛，还表现为水样腹泻和腹痛。

发生了放射性直肠炎，该如何应对？

◎药物治疗

口服药：谷氨酰胺，谷氨酰胺在维持肠道黏膜正常的结构和功能，提高肠道免疫力等方面发挥着十分重要的作用。放疗过程中应用谷氨酰胺可明显减少放射性肠炎的发生率；双歧杆菌，补充肠道益生菌对于肠道菌群失调的治疗至关重要，可有效重建患者整体肠道菌群，维持肠道稳态，改善症状。

保留灌肠：常用的灌肠药物，如康复新液、蒙脱石散、地塞米松磷酸钠注射液、金因肽等，可抑制炎症反应，降低血清炎性指标水平，促进肠黏膜修复，在一定程度上能改善肠黏膜损伤患者的临床症状，减轻痛苦。

◎合理饮食

少吃多餐，进食易消化、易吸收食物，以高维生素、高能量、高蛋白、低脂肪、少渣、低纤维的清淡饮食为主，如鱼、虾、山药等；避免生冷、辛辣、易产气的食物，如冷饮、海椒、豆制品、牛奶等。注意饮食卫生，防止胃肠道感染。

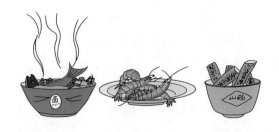

◎注意观察

每次便后一定要观察大便的颜色、性状。大便是否呈黄色、褐色或者混有鲜红色血液？是否有黏糊糊的东西？是否像水一样？是否有腹痛、肛门坠胀感？如有这些情况要及时告诉主管医生和护士。

◎保护肛周皮肤

每次大便后，用温水蘸洗或冲洗，要选用柔软吸水性强的毛巾轻轻拭干肛周，保持肛门清洁、干燥，肛门处可涂油保护，穿纯棉、柔软、宽松、透气的内裤，以减少与肛周皮肤摩擦。

张大爷听后，脸上的神情终于缓和了许多，说："原来并不是病情加重了，也不是我想象的那么严重，只要做到配合治疗、注意饮食、及时沟通，并保护好肛周皮肤，这些症状就会慢慢得到控制。"医生对张大爷说："你说得很对，除此之外，还要适当运动，保证充足的睡眠，保持愉悦的心情。"

（作者付本翠系四川省肿瘤医院副主任护师、西部放射治疗协会第二届理事、西部放射治疗协会第一届放射肿瘤护理专委会委员；李慧系四川省肿瘤医院主管护师）

参考文献

[1] IMA P, CYR R A, YUNG T M, et al. Proctitis 1 Week after Stereotactic Body Radiation Therapy for Prostate Cancer: Implications for Clinical Trial Design[J]. Front Oncol, 2016, 6(3): E486-E486.

[2] 谢亚琳, 阮健. 磷酸铝凝胶、白细胞介素11、地塞米松保留灌肠防治急性放射性直肠炎效果观察 [J]. 山东医药, 2015, 55(08): 39-40.

[3] 中国医师协会外科医师分会, 中华医学会外科学分会结直肠外科学组. 中国放射性直肠炎诊治专家共识（2018 版）[J]. 中华胃肠外科杂志, 2018, 21(12): 1321-1336.

[4] 杨静谊. 宫颈癌放射治疗引起放射性直肠炎的护理 [J]. 全科护理, 2012, 10(8): 2161.

[5] 王宏志, 喻德林. 蒙脱石散联合康复新液保留灌肠预防急性放射性直肠炎的临床效果观察 [J]. 中国全科医学, 2018, 21(z1): 97.

[6] 何汶峰, 丁瑞麟. 药物保留灌肠防治放射性直肠炎的研究现状 [J]. 重庆医学, 2018, 47 (7) : 962-966.

[7] 邓小琳, 张瑞桢. 康复新液联合金因肽保留灌肠治疗放射性直肠炎的效果观察 [J]. 当代护士, 2018, 25 (1) : 83.

[8] 赵靓, 夏春军, 肖艳华, 等. 还原型谷胱甘肽辅助十六角蒙脱石混合液治疗宫颈癌放射性直肠炎的疗效观察 [J]. 中国肿瘤临床与康复, 2017, 24 (12) : 1472-1476.

科学认识放射性膀胱炎

一说到尿急、尿频、尿痛，大家首先就会想，莫非是尿路感染？先不说对不对，今天我要讲的就跟放疗和肿瘤有关。

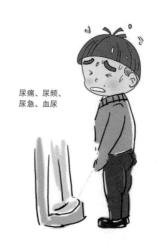

尿痛、尿频、尿急、血尿

现如今，放疗已成为恶性肿瘤的主要治疗手段之一，当射线照射到子宫、直肠、前列腺等部位时，血液供应较少的膀胱黏膜会不可避免地受到损伤，使其缺血坏死，有50%～60%的患者在盆腔照射3～4周或更短的时间内，就会开始出现放射性膀胱炎。

当然了，有的患者并不了解这些，还以为癌细胞转移了，身体遭罪了不说，还焦虑得茶饭不思。今天我们就来说说放射性膀胱炎的那些事吧！

临床表现

最常见的就是尿频、尿急、尿痛及血尿，病变严重时还可出现顽固性难以控制的动脉型出血。

治疗方法

治疗放射性膀胱炎的方法很多，下面具体来了解一下各种治疗方法。

◎支持治疗：及时应用抗生素、止血药，大部分放射性膀胱炎可以治愈。

李彩霞

◎高压氧治疗：高压氧可刺激血管再生，使膀胱黏膜修复，可有效控制尿道的出血和疼痛，70%的出血性放射性膀胱炎患者可以治愈。

◎膀胱灌注：近年来比较流行应用透明质酸钠对膀胱进行灌注，透明质酸是人体的一种固有成分，其小分子可渗入真皮，不仅可以扩张毛细血管、增加血液循环，还可以促进表皮细胞增殖、分化，有效治疗放射性膀胱炎。另外，庆大霉素＋地塞米松＋肾上腺素＋生理盐水也是常用的灌注方法。每次治疗前排空膀胱，安置尿管，将药液通过尿管全部注入膀胱内，膀胱灌注后要多变动体位，平卧、左侧卧位、右侧卧位及俯卧位交替进行，每种体位保持15～20分钟，共保留药液2小时以上，使其充分发挥药效。此外，中西医结合也是目前的治疗趋势，复方苦参液灌肠、清热凉血汤膀胱灌注，都被证实是有效的治疗方法。

◎介入术、尿道电凝术止血：介入术是通过结扎或栓塞膀胱供血动脉，达到止血目的。

◎医用三氧疗法：即将医用三氧溶于生理盐水静脉推注、滴注、自体血回输，或将三氧直接输入阴道、直肠，把油膏浸入皮肤，以及全身三氧浴等配合应用。

重在预防

俗话说得好，治病不如防病。那么该如何预防呢？

对于医生来说，主要通过制订个体化、精准的放疗方案，采用图像引导下的适形调强放疗技术，减少周围的正常组织（膀胱）的放射剂量；对于患者来说，应每天饮水1 500～2 000毫升，保持尿道口的清洁，防止逆行感染，适当运动，增强机体免疫力，保持愉悦的心情等。另外，学会早期识别并尽早干预，也能在很大程度上控制放射性膀胱炎的进一步发展。

（作者李彩霞系四川省肿瘤医院护师）

参考文献

[1] 朱虹, 刘小波, 王晓玲, 等 . 高压氧舱内不同压力治疗出血性放射性膀胱炎的效果观察 [J]. 中国当代医药, 2014, 21 (13) : 150-152.

[2] 冯少玲, 黄凤坚, 杨永英 . 宫颈癌合并放射性膀胱炎的护理 [J]. 现代医院, 2010, 10 (5) : 94-95.

[3] 张丽秋, 马杰 . 放射性膀胱炎药物灌注的护理体会 [J]. 中国实用医药, 20, 7 (25) : 205.

[4] 姜毅, 李俊, 张建玲, 等 . 复方苦参液联合中药灌肠治疗放射性膀胱炎及肠炎疗效观察 [J]. 中国中医药信息杂志, 2011, 18 (1) : 70-71.

[5] 王小林, 黄建, 蒋松琪, 等 . 经尿道电凝与膀胱灌注治疗放射性膀胱炎的临床对照研究 [J]. 现代泌尿外科杂志, 2011, 16 (3) : 236-237.

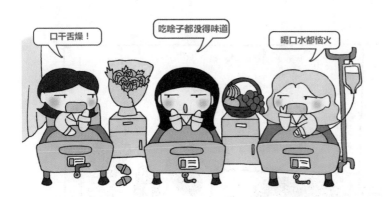

正确应对放射性口腔黏膜炎

病员甲：我放疗2周了，口干舌燥，吃啥子东西都是咸的。

病员乙：我放疗4周了，嘴巴里烧乎乎的痛，吃啥子东西都没得味道。还长了好多个溃疡，只能吃点稀饭、喝点汤⋯⋯

在头颈部放疗病房，常听到病员们有类似的交流。确实，几乎所有头颈部放疗病员都会出现一定程度的口腔黏膜炎。那该如何去应对呢？

什么是放射性口腔黏膜炎？

放射性口腔黏膜炎是头颈部肿瘤放疗常见的一个并发症，辐射诱导性基底层干细胞丢失，可干扰浅表黏膜细胞的更新，继发的上皮剥脱导致黏膜炎。

随着照射剂量递增，口腔的变化逐渐发生，射线量达20戈瑞口腔有红斑出现并产生味觉异常，并且在30戈瑞达到较严重程度，可能持续数周至数月。

殷　程

利　平

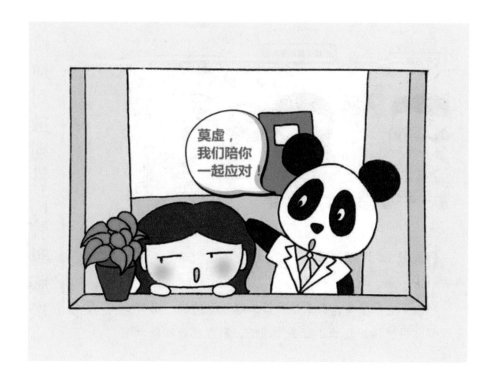

放射性口腔黏膜炎的表现？

表现为口腔黏膜的充血、红斑、糜烂、溃疡及纤维化，患者会出现口腔及咽部疼痛、进食困难、口干、味觉障碍等。

80% 以上头颈部患者在接受放疗过程中都会发生放射性口腔黏膜炎。

放射性口腔黏膜炎有什么危害？

口、咽部疼痛，进食困难，营养状况变差，增加治疗费用，延误治疗。

病原体通过破损的黏膜屏障进入体内向全身扩散，给患者造成更大的危害。

严重的口腔黏膜炎还可能导致中断放疗，影响肿瘤治疗的效果。

发生放射性口腔黏膜炎，要注意什么呢?

首先，要注意水分的补充，保持良好的口腔卫生。由于唾液分泌减少，口腔自洁能力下降，容易发生龋齿及口腔感染，所以每次进食后都要漱口。

使用细小柔软的牙刷，用含氟的牙膏、牙线和生理盐水或碱性（碳酸氢钠）漱口水清洁口腔（每天 4～6 次）。

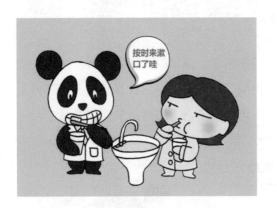
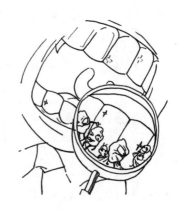

酒精和烟草会刺激口腔黏膜，因此应避免饮酒和吸烟。

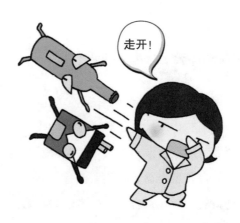

每日做张口、叩齿等锻炼，增加口腔黏膜皱襞与外界的气体交换，破坏厌氧菌的生存环境，防止发生继发感染。

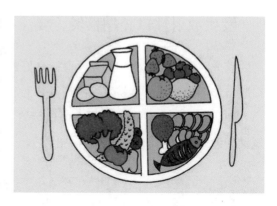

其次，饮食方面要加强优质蛋白的摄入，如富含优质蛋白的鸡、鱼、蛋、奶、大豆类等。同时摄入谷类食物，富含油脂、维生素、矿物质的食物，新鲜水果、蔬菜以及适量的富含膳食纤维的食物等。放疗期间饮食应合理搭配，以保证充足的营养。积极的营养支持能增强口腔黏膜抵抗能力，减少感染的机会，促进放射性口腔黏膜炎的修复。

另外，饮食上宜细软、易咀嚼和吞咽，要避免坚硬、粗糙和刺激性食物。

再次，药物使用方面，遵从医生建议，使用预防和治疗药物，如针对继发细菌、真菌和病毒感染，医生会使用恰当的药物进行治疗。

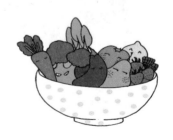

常用的预防和治疗药物有哪些?

◎漱口水：生理盐水、2.5% 碳酸氢钠。

◎局部药物：金因肽、成纤维生长因子等。

◎镇痛剂：利多卡因混合漱口液、羟考酮缓释片等。

◎抗生素治疗：合并感染需要抗生素治疗。

◎中药：康复新液、双花百合片、口炎清颗粒等。

总之，放射性口腔黏膜炎可以在一定程度上加以预防。为保证治疗的顺利进行，请注意加强口腔卫生、营养支持、配合用药，以减轻症状、减少并发症。

（作者程平系四川省肿瘤医院副主任护师、西部放射治疗协会第二届理事、西部放射治疗协会第一届放射肿瘤护理专委会委员；殷利系四川省肿瘤医院头颈放疗二病区护士长、副主任护师，西部放射治疗协会放射肿瘤护理专委会委员）

参考文献

[1] 中华医学会放射肿瘤治疗学分会. 放射性口腔黏膜炎防治策略专家共识（2019）[J]. 中华放射肿瘤学杂志, 2019, 28（9）: 641-647.

[2] 王凯. 鼻咽癌患者护理与家庭照顾 [M]. 北京: 中国协和医科大学出版社, 2016.

[3] ELTING L S, COOKSLEY C D, CHAMBERS M S, et al. Risk, outcomes, and costs of radiation-induced oral mucositis among patients with head-and-neck malignancies[J]. Int J Radiat Oncol Biol Phys, 2007, 68（4）: 1110-1120.

鼻咽癌患者放疗期间鼻腔的正确冲洗方法

"放疗后，鼻子干得难受，鼻腔内血痂、脓性分泌物让我出气都产生难闻的气味，大家都离我远远的。"

"为啥我冲洗鼻腔堵得很，而且冲洗的时候头痛！"

鼻咽癌患者在放疗期间需要冲洗鼻腔，这让不少患者苦不堪言，今天就给大家科普一下鼻腔冲洗的正确方法。

什么是鼻腔冲洗?

鼻腔冲洗是通过一定压力的水流将鼻腔分泌物清洗出来，以保持鼻腔清洁、湿润、舒适，是治疗鼻腔疾病的一种方法。

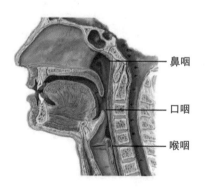

鼻咽

口咽

喉咽

鼻咽癌放疗患者为什么要冲洗鼻腔?

◎改善鼻部症状，保持鼻腔湿润，减轻鼻塞，改善通气等。

◎长期使用可降低上呼吸道感染发作频次。

◎加速分泌物的清除。

程殷杨
春
平利连

◎可提高肿瘤对射线的敏感性，提高治疗效果。

◎提高生活质量。

如何正确选择鼻腔冲洗器？

目前市场上鼻腔冲洗器种类繁多，患者可根据个人情况及习惯选择适宜的冲洗装置，如手动挤压式、电动冲洗式、电动喷雾式。

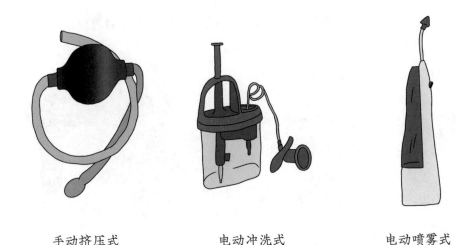

手动挤压式　　　　　　　电动冲洗式　　　　　　　电动喷雾式

如何正确选择鼻腔冲洗液？

◎目前可选用的冲洗液种类比较多，可根据不同的目的选择合适的冲洗液，常规选用生理盐水、蒸馏水、无菌用水或者温开水。

◎为减轻鼻腔黏膜的水肿，改善鼻塞情况，可选用生理性海水，因为海水中的微量元素（锌、银、铜、锰）可以起到杀菌、抗过敏等作用。

◎一般情况下，建议使用温开水 500～1 000 毫升，温度 35～38℃（接近人体体温）。

◎可遵医嘱使用药物进行鼻腔冲洗。

如何正确冲洗鼻腔?

不同的冲洗装置冲洗体位和冲洗方法也不同,这里介绍一款球囊挤压型简便鼻腔冲洗器。

◎取坐位,颈部围小毛巾,下方置接水盆,头稍向前倾,将吸液管末端放入装有温开水的容器中,另一端轻轻插入一侧鼻孔,张口呼吸。

◎用手轻轻挤压鼻腔冲洗器,使温开水缓慢流入鼻腔,冲洗液经口腔或另一侧鼻腔流出(部分流入咽部,吐出即可)。

◎先冲洗鼻腔堵塞较重的一侧,再冲洗对侧,两侧交替进行。

◎鼻塞严重者,加大头部上仰的角度,利用水流重力作用,更能有效通过鼻道。

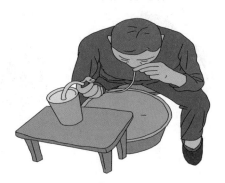

鼻腔冲洗后可能出现流眼泪、耳胀、耳痛、恶心、咳嗽和鼻出血等,冲洗的效果通常在冲洗 1~2 次后出现,连续冲洗效果会更加明显。

鼻腔冲洗有哪些注意事项?

◎冲洗次数:2~3 次 / 日,患者需晨起、放疗前、睡前冲洗。

◎冲洗时压力适中,以水流进鼻咽腔为宜。

◎冲洗时不要说话,以免引起呛咳。

◎冲洗完毕勿用力擤鼻,以免引起鼻咽腔出血。

◎出现不适时,可暂停冲洗并进行深呼吸调整,片刻后继续完成冲洗。

◎若鼻腔出血量大且呈鲜红色,超过 10 毫升,应暂停冲洗,必要时就医。

◎患者放疗结束后坚持鼻咽腔冲洗至少 3 年,可终身冲洗。

温馨提示：在冲洗鼻腔后，一定要将冲洗器清洗干净，自然晾干，储存在清洁、干燥的环境中，鼻腔冲洗装置按照使用说明定期清洁和更换。

（作者杨春连系四川省肿瘤医院主管护师；殷利系四川省肿瘤医院头颈放疗二病区护士长、副主任护师，西部放射治疗协会放射肿瘤护理专委会委员；程平系四川省肿瘤医院副主任护师、西部放射治疗协会第二届理事、西部放射治疗协会第一届放射肿瘤护理专委会委员）

参考文献

[1] 周祥, 张书旭, 王锐濠, 等. 不同淋巴结转移状况的鼻咽癌调强放射治疗中腮腺和肿瘤靶区体积退缩与受照剂量的相关性 [J]. 中华放射医学与防护杂志, 2016, 36（2）：111-115.

[2] 龚修云, 金风, 吴伟莉, 等. 局部晚期鼻咽癌诱导化疗后原发病灶靶区勾画的探讨 [J]. 中华放射医学与防护杂志, 2016, 36（2）：116-120.

[3] 樊桂莲, 闫果珍, 王玉春. 慢性鼻窦炎鼻息肉行鼻内镜手术并发症的预防及护理 [J]. 护理学杂志, 2009, 24（14）：45-46.

[4] 杨汉霞, 覃纲, 陈隆慧. 鼻腔冲洗对鼻腔功能的影响 [J]. 国际耳鼻咽喉头颈外科杂志, 2008, 32（2）：97-99.

[5] 陈瑶舟. 鼻朗鼻腔喷雾器在鼻咽癌患者鼻腔冲洗中的应用 [J]. 临床合理用药杂志, 2013, 6（13）：124-125.

[6] 陈瑶舟, 杨双利. 鼻咽癌患者放射治疗期间两种鼻腔冲洗方法的效果对比 [J]. 广西医科大学学报, 2019, 36（03）：457-460.

宫颈癌患者的『性』福生活

文文，26 岁，结婚 2 年无子，原本是到医院看不孕症的，常规检查发现子宫颈液基细胞检查异常、人乳头瘤病毒高危型阳性，转诊至阴道镜室进一步检查，结果令所有人痛心、惋惜，文文居然患了宫颈癌，且已不是早期。出院时文文悄悄把我拉到一旁，神色慌张且面露羞涩地问我，她这么年轻，以后是不是不能过性生活了？

为什么文文这么年轻就得宫颈癌？宫颈癌高危因素及临床表现有哪些？

宫颈癌是最常见的妇科恶性肿瘤，近年来，宫颈癌的发病年龄呈低龄化趋势。对年轻患者而言，罹患癌症不仅要承担躯体的病痛，还要面对心理及家庭方面的问题。因此，宫颈癌患者治疗后的生存质量问题应引起医务人员的高度重视。而性生活质量是生活质量的重要组成部分，健康和谐的性生活能够提高患者生活质量，也有利于患者身体及心理上的恢复。

宫颈癌发病年轻化的影响因素

◎初潮年龄提前。

◎性生活时间早。

◎性传播疾病感染率高。

◎人乳头状瘤病毒反复感染。

◎其他因素：吸烟、不良生活习惯、营养不良、长期口服避孕药、服用类固醇等，也会导致宫颈癌发病率升高及向年轻化趋势发展。

黄亚斯 杨婧

宫颈癌发病年轻化的临床特点

◎接触性出血：这是宫颈癌最突出的症状，发生在同房后阴道流血，或用力大便时，阴道分泌物混有鲜血。

◎非鳞癌及低分化比例高。

宫颈癌患者性生活指导的重要性

随着宫颈癌发病年龄越来越年轻化，对于患者来说，性功能问题是生活质量不可或缺但又容易忽略的方面。宫颈癌患者常需接受广泛全子宫切除术、盆腔外照射、近距离放射治疗或多种治疗方式的联合治疗，可能对患者性功能产生负面影响。宫颈癌患者放疗后阴道组织会受到不同程度的损伤，对腺体正常分泌造成较大影响，导致患者出现性交痛以及阴道干涩、阴道萎缩、粘连、脆性增加，发生出血，影响患者的性生活质量。另外，还有卵巢切除或放疗后卵巢功能衰竭引起的激素水平下降，术中阴道及宫旁组织的切除可以引起患者性欲减退、唤醒和性高潮缺乏，均不同程度地抑制了患者正常性生活的恢复。

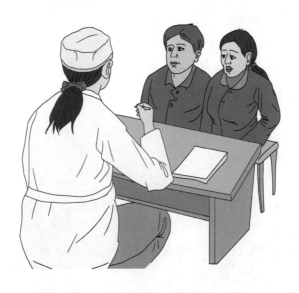

如何进行性生活指导？

◎健康宣教：大部分宫颈癌患者对宫颈癌以及生殖系统知识了解甚少，极易出现焦虑等消极情绪，护理人员应及时向患者讲述宫颈癌以及女性生殖系统相关知识，放疗后患者阴道与放疗前明显不同，因此患者性生活质量不佳属于正常现象，护理人员应指导患者性生活相关技巧，最大限度地避免干涩、出血、疼痛等症状发生。夫妻双方均应接受健康教育，认识到和谐性生活的重要性。

◎心理指导：女性患者还会遭受一系列心理变化带来的不良影响，如负面的自我认知、对自身疾病的心理压力、伴侣对疾病的反应等，可降低其性生活的兴致和质量。在治疗期间、出院时和出院后均应对患者进行心理调查和干预，并组织患者参加针对性的知识讲座，及时了解患者的困惑和问题，提高患者对宫颈癌、放疗和性生活相关的认知水平，减轻焦虑。

◎阴道冲洗：可以预防阴道狭窄及粘连，预防感染，患者需掌握阴道冲洗频率。同时，还要认识到性生活对于后期康复、提高生活质量的重要性。

◎家庭支持：护理人员应及时与患者家属尤其是配偶取得联系，告知其家庭支持对于患者病情恢复的重要性，鼓励家属予以患者真诚的关心与照顾，让患者感受到来自家的温暖，树立战胜疾病的信心。

◎预后：研究表明宫颈癌患者性生活恢复的平均时间为6.6±5.2个月，表明患者需要较长时间才能从治疗的损伤中逐渐恢复。

（作者黄亚斯系四川省肿瘤医院护师；杨婧系四川省肿瘤医院腹部放疗一病区护师）

参考文献

[1] 崔荔群,温岩.年轻女性宫颈癌的发病因素及治疗进展 [J].中国妇幼保健,2011,26(3)：460-463.

[2] 甄宏楠,田园,沈晶,等.宫颈癌放疗患者性生活质量分析 [J].中国医学科学院学报,

2019, 41（04）：501-505.

[3] 谢珊艳, 任鹏. 宫颈癌发病年轻化的趋势分析与相应对策 [J]. 中医药管理杂志, 2018, 26（05）：10-12.

[4] HOFSJ A, BERGMARK K, BLOMGREN B, et al. Radiotherapy for cervical cancer-impacton thevaginalepithelium and sexual function[J]. acta Oncol, 2018, 57: 338-345.

[5] 任庆, 熊锐华, 田秀荣, 等. 宫颈癌患者放疗后性生活质量分析 [J]. 中国性科学, 2013, 22（8）：12-14.

宫颈癌放疗后阴道冲洗的重要性

宫颈癌患者放疗后，医生都会要求患者坚持对阴道进行冲洗，有些患者回家后自行停止冲洗，造成不可想象的后果。在此，必须强调一下阴道冲洗的重要性和方法。

宫颈癌放疗后为什么会引起阴道粘连？

宫颈癌患者行盆腔体外照射和腔内照射，对生殖器官都有影响，会出现不同的反应，最多的是放射治疗后的纤维化，表现在阴道壁弹性消失，阴道变窄。

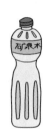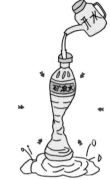

阴道狭窄是妇女盆腔放疗后常见的并发症，也是阴道穹窿周边黏膜纤维化的结果。平均发生在放疗结束后 9.6 个月，中位时间为 7.5 个月，阴道狭窄发生率从 1.2%～88% 不等。

阴道粘连可分为 3 度：

◎轻度粘连：阴道穹窿消失，阴道上 1/3 段狭窄；

◎中度粘连：阴道上 1/2 段粘连、狭窄；

◎重度粘连：全阴道粘连。

阴道粘连有哪些危害？

阴道粘连直接导致性生活质量下降，甚至无法进行性生活。年轻患者的配偶以青、中年为主，性生活需求相对较多，故预防阴道粘连与狭窄的责任更重大，意义更深远。老年患者阴道粘连引起宫颈管引流不畅，则可引起宫腔积

邢燕

杜雪方

液，合并感染后可造成宫腔积脓，给患者带来痛苦，影响生活质量。此外，还会影响宫颈癌患者的后续复查，可能掩盖病情、延误治疗。

怎样避免阴道粘连、狭窄？

防止阴道粘连、狭窄的关键方法就是有效的阴道冲洗。阴道冲洗可以清除阴道壁及宫颈坏死脱落组织；促进局部血液循环；利于炎症的吸收与消退，防止感染；促进受损阴道上皮细胞的修复，降低粘连的发生率。

什么是有效的阴道冲洗？

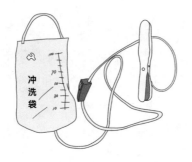

用物准备：窥阴器式冲洗器、500～1 000毫升38～41℃温开水。

冲洗方法：

◎挂高：冲洗袋盛温开水500毫升，挂在距座位80～100厘米高的挂钩上；

◎排气：打开开关将管道空气排空，冲洗头流出水后关上；

◎蹲位：取蹲位（或自备矮凳）；

◎润滑：冲洗头用润滑剂涂抹后轻柔插入阴道，未手术者长度为7～8厘米，已手术者轻柔插入有阻力时退出0.5厘米；

◎冲洗：打开开关使温水流入阴道；先冲洗一侧阴道壁及穹隆，转动至另一侧冲洗；直至液体冲完，取下冲洗器；用干净柔软毛巾轻轻揩净外阴部的水。

每次行阴道冲洗一定牢记这五个步骤：挂高——排气——蹲位——润滑——冲洗。

阴道冲洗的注意事项

◎频率：治疗期间。

每天 2 次，治疗结束后 6 个月内每天坚持冲洗 1 次，半年后 2～3 天 1 次，持续 1～2 年。

◎清洁：阴道冲洗前应先清洗会阴，保证会阴部清洁。冲洗器可用凉开水洗干净，晾干可重复使用，建议 3～5 天更换一套，有条件者每日更换。窥阴器要光滑，避免使用粗糙的产品。

◎润滑：冲洗前记住在阴道口及冲洗头涂抹阴道润滑剂，减轻不适和疼痛；动作轻柔，以免用力过大引起疼痛或碰破癌组织引起出血。

◎扩张：一定要将阴道扩开，达到冲洗和扩张的效果；掌握冲洗的力度和扩阴器插入深度。

◎不宜：月经期、有活动性出血患者不宜冲洗阴道。

（作者邢燕系四川省肿瘤医院副主任护师、西部放射治疗协会第二届理事、西部放射治疗协会第一届放射肿瘤护理专委会委员；杜雪方系四川省肿瘤医院护师）

参考文献

[1] 殷蔚伯，余子豪，徐国镇，等．肿瘤放射治疗学 [M]．北京：中国协和医科大学出版社，2018.

[2] BRAND A H, BULL. Baginal stenosis in patients treated with radiotherapy for carcinoma of the cervix[J]. int J Gynecol cancer, 2006,（16）：288-293.

[3] 潘祯，冯素文．年轻患者宫颈癌放疗预防阴道粘连及狭窄的护理 [J]．中国初级卫生保健，2013, 27（11）：102-103.

[4] 吴晓玲，刘海华，挂妙玲．延续护理对出院后宫颈癌放化疗患者阴道粘连的影响 [J]．中华现代护理杂志，2015, 21（34）：4152-4154.

甲状腺乳头状癌多见于中青年女性，年轻女性患者最关心的问题是手术后还能不能生育？甲状腺乳头状癌患者术后要服用优甲乐，对宝宝有没有影响？怀孕期间要停药吗？

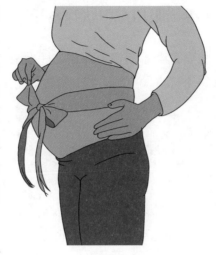

其实，甲状腺乳头状癌患者术后是可以正常结婚生子的，生二胎也是可以的。下面我们来详细了解一下，甲状腺乳头状癌女性患者如何拥有健康的宝宝。

妊娠时间如何选择？

◎通过规范的手术治疗后，在确保肿瘤没有复发的情况下，是可以考虑妊娠的。

◎患者手术后需要进行 ^{131} 碘治疗。^{131} 碘是一种放射线元素，通过代谢，治疗 3 个月后体内放射线几乎没有了，但从优生优育的角度出发，建议 ^{131} 碘治疗至少半年至一年以后才能考虑妊娠。

◎甲状腺乳头状癌患者术后甲状腺功能会有异常，尤其是行甲状腺全切和 ^{131} 碘治疗的患者，甲状腺功能异常不利于妊娠。所有患者术后会服用左甲状腺素片替代治疗或TSH 抑制治疗，应该在药物治疗调整至甲状腺功能正常稳定的状态怀孕，这个时间段是半年至 1 年。

甲状腺乳头状癌术后可以怀孕吗

王朝晖

怀孕期是否继续服用左甲状腺素片？

甲状腺乳头状癌患者术后需要服用左甲状腺素片进行内分泌治疗，怀孕后是否需要继续用药、用药对胎儿有没有影响，也是患者最关心的问题。

可以明确地告诉大家，优甲乐作为补充身体甲状腺激素和抑制肿瘤复发的药物，在正常剂量内不会对胎儿造成影响。

怀孕期间，准妈妈千万不能因为担心药物对胎儿有影响，就私自停药。停用优甲乐不仅会增加甲状腺乳头状癌复发的概率，还会导致甲状腺功能减退，孕期甲状腺功能减退会影响胎儿的智力发育，严重的可以造成流产、死胎。

孕期如何调整左甲状腺素片剂量？

怀孕期间，随着胎儿的长大，孕妇对甲状腺激素的需求量会逐渐增加，可能会增加药量，患者需要定期复查甲状腺功能，调整药物用量。建议妊娠期间每1~2个月复查一次甲状腺功能，在专科医生指导下，把甲状腺功能控制在适合妊娠的范围。

生产后可以正常哺乳吗？

母亲服用的左甲状腺素片，不会对孩子造成影响，因此生产后，可正常给孩子母乳喂养且哺乳期无须停药，同时哺乳期也需要定期复查甲状腺功能，要兼顾甲状腺癌的治疗，建议2~3个月复查一次甲状腺功能，在专科医生指导下调整左甲状腺素片剂量。哺乳期后，则按普通甲状腺癌患者术后随访要求进行定期复查。

（作者王朝晖系四川省肿瘤医院外科中心副主任兼头颈外科中心副主任、主任医师，中国抗癌协会甲状腺癌专委会常委，四川省抗癌协会头颈肿瘤专委会主任委员）

参考文献

[1] HAUGEN B R, ALEXANDER E K, BIBLE K C, et al. 2015 American Thyroid Association Management Guidelines for Adult Patients with Thyroid Nodules and Differentiated Thyroid Cancer: The American Thyroid Association Guidelines Task Force on Thyroid Nodules and Differentiated Thyroid Cancer[J]. Thyroid, 2016, 26(1): 1-133.

[2] 《妊娠和产后甲状腺疾病诊治指南》编辑委员会, 中华医学会内分泌学分会, 中华医学会围产学分会. 妊娠和产后甲状腺疾病诊治指南[J]. 中华内分泌代谢杂志, 2019, 35(8): 636-665.

甲状腺癌术后，须正确服用左甲状腺素片

患甲状腺疾病可能会服用左甲状腺素片（LT_4）。很多人会问，为什么说明书上推荐晨起空腹服用LT_4？

对于分化型甲状腺乳头状癌患者来说，服用左甲状腺素片抑制治疗是术后一个非常重要的治疗手段。但在工作中发现，部分患者已经吃了很高剂量的LT_4，但是促甲状腺激素（TSH）水平还是没有得到很好的抑制。是什么原因影响LT_4的作用，导致其"药物效果"下降？

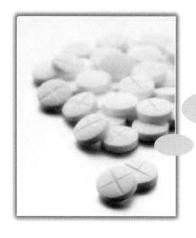

是药错了？
还是人错了？

LT_4的服用量已经足了，但是TSH还是达不到理想水平，需要了解以下几点。

◎ LT_4的来源是否正规：如果是从外面药店购买的，不排除假药的可能。

◎如果能确定LT_4是来自正规医院，就要询问患者的服药时间是否正确；服药的依从性是否很好；吃药之后有没有立即喝牛奶、豆浆等，有没有吃钙片、维生素或滋补品等，因为这些会影响LT_4的吸收。

◎询问有无胃肠道疾病，是否服用质子泵抑制剂等；

王朝晖

有无乳糖不耐受的表现。

◎如果上述情况都排除了，再考虑其他因素：如甲状腺激素抵抗综合征，比较少见的有脱碘酶异常；更少见的病因是垂体单纯对三碘甲状腺原氨酸（T_3）反应差。排除影响 LT_4 吸收的因素之后可以试着加大药物剂量，或者将一部分 LT_4 替换成甲状腺片服用，因为甲状腺片里面含有 T_3 成分，再复查甲状腺功能。如果 TSH 受到抑制了，提示这部分患者真有可能是脱碘酶异常导致的。

关于 LT_4 服药方面的提示

◎辨真伪：LT_4 应该在正规医院购买，不要因小失大。

◎正确贮藏：25℃以下贮藏。夏季应该放置冰箱冷藏。

◎服药时间和依从性：LT_4 因为有较长的半衰期（约 7 天），故一天仅需服用一次；因与食物同服可能会影响 LT_4 的药物吸收，早餐前空腹顿服最有利于以最小剂量维持稳定的 TSH 水平，所以推荐 LT_4 的服药时间是清晨空腹，建议餐前 60 分钟服药，服药 30 分钟后吃早餐是底线。如果因工作原因，只能晚上服用药物，建议晚餐后 3 小时（临睡前）服用 LT_4。

◎影响 LT_4 吸收的食物：葡萄柚、黄豆类、浓咖啡、牛奶、豆浆以及高纤维饮食等。建议服药后 4 小时才喝豆浆。

◎影响 LT_4 吸收的药物，应该间隔足够的时间：LT_4 应在服用考来烯胺和考来替泊 4～5 小时前服用；含铝、铁、钙的药物应在服用 LT_4 后至少 2 小时服用；与维生素、滋补品间隔至少 1 小时。

◎胃肠道疾病，乳糜症、肝硬化、胃酸缺乏等吸收障碍综合征也会影响 LT_4 的吸收。所以，应该告诉医生，你目前有什么其他疾病，或有无需要服用 LT_4 以外的药物。值得注意的是，消化道疾病治疗好后要重新评估 LT_4 药物剂量。

◎LT_4 偶尔漏服了，怎么办？不用急，偶尔漏服 LT_4 影响不大，当天漏服可以当天补上，也可第二天加倍服用补量。一周内漏服一次药物，会导致整周全部药量减少 14%，需要在后面的时间补足，因此服用 LT_4 不可以"三天打鱼两天晒网"。

◎部分患者可能因为冬天、夏天季节不同会出现 TSH 的波动，是正常现象，因此需要根据 TSH 水平的变化调整 LT_4 剂量。

◎补充甲状腺激素，重新建立下丘脑 - 垂体 - 甲状腺轴的平衡一般需要 4～6 周的时间。所以治疗初期每隔 4～6 周测定相关甲状腺功能指标，然后根据检查结果调整 LT_4 的剂量，直至达到治疗目标。治疗达标后，需要每 6～12 个月复查 1 次甲状腺功能。

◎甲状腺癌患者术后怎么吃、吃多少 LT_4，以最后查甲状腺功能结果确定，还需要咨询专科医生根据患者术后的分期、危险分层来定，所以如果您向医生咨询吃多少药时，一定带上术后出院记录、术后完整的病理报告以及近期的复查报告。

（作者王朝晖系四川省肿瘤医院外科中心副主任兼头颈外科中心副主任、主任医师，中国抗癌协会甲状腺癌专委会常委，四川省抗癌协会头颈肿瘤专委会主任委员）

参考文献

[1] 高明, 葛明华. 甲状腺肿瘤学 [M]. 北京: 人民卫生出版社, 2018.

[2] HAUGEN B R, ALEXANDER E K, BIBLE K C, et al. 2015 American Thyroid Association Management Guidelines for Adult Patients with Thyroid Nodules and Differentiated Thyroid Cancer: The American Thyroid Association Guidelines Task Force on Thyroid Nodules and Differentiated Thyroid Cancer[J]. Thyroid, 2016, 26 (1) : 1-133.

您知道肝脏在身体哪个部位吗？

主要位于您的右侧肋骨下面，正常情况下是摸不到的。

您知道肝脏有多重吗？

肝脏是人体内最大的实质性器官，分为左右两叶，重约 1.2 千克，占人体体重的 2%。别看它占地小、体重轻，却要消耗人体 20% 的能量。

您知道肝脏有哪些功能吗？

◎分泌胆汁，帮助脂肪的消化以及脂溶性维生素的吸收，所以当您肝功能不好的时候就会有厌油的感觉。

◎代谢功能，三大能量物质——糖、脂、蛋白质都需要肝脏的代谢，以一种糖原的形式来储存能量，所以肝病患者非常容易出现营养不良和血糖增高。

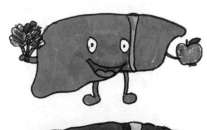

◎凝血功能，它可以合成很多的凝血因子，如果肝功能不好，就可能出现出血不易止住的情况。

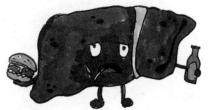

◎解毒功能，包括我们代谢产生的毒物和外来的毒物都可以在肝内通过分解、氧化和结合等方式解

拿什么来养我的小心『肝』

赵亚
唐小丽

229

毒后排出体外。

◎参与造血和调节血液循环的功能。

如果肝功能差，您的免疫功能就会大大下降。

怎么给肝病患者科学的营养？

《中国居民膳食指南（2016）》推荐恶性肿瘤患者能量按照体重千克计算：25～30 千卡 /（千克·天），蛋白质供给 1.2～2.0 克 /（千克·天），实现能量和蛋白双达标。我们按照 30 千卡能量每千克每天，蛋白 1.5 克每千克每天计算 200 例肝癌住院患者，通过对患者入院前一周的膳食调查情况显示：能量摄入达到 60% 的仅有 34.1%；蛋白摄入达到 60% 的患者更低，仅为 27%。所以很大一部分肝癌住院患者营养摄入严重不足，那怎么办呢？

◎能吃就吃，把饭菜当药吃是最经济、最优的选择。

总原则：每天 150 克瘦肉（或 100 克瘦肉 +50 克水产品）+1 个蛋 +250 克水果 +250 克菜，250 克粗粮 +250 克奶，各种调料要精简。

时间	食物内容	能量（千卡）	蛋白质（克）
早上	鸡蛋 1 个 + 牛奶 1 盒 + 米粉 / 馒头 50 克	400	20
加餐	肠内营养制剂 50 克 +200 毫升温开水	200	8
中午	米饭 100 克 + 瘦肉 100 克 + 蔬菜 150 克 + 植物油 10 克 + 盐 2 克	450	24

续表

时间	食物内容	能量（千卡）	蛋白质（克）
加餐	肠内营养制剂 50 克 +200 毫升温开水	200	8
晚餐	米饭 150 克 + 瘦肉 100 克 + 蔬菜 150 克 + 植物油 10 克 + 盐 2 克	450	24
加餐	肠内营养制剂 50 克 +200 毫升温开水	200	8
合计		1 900	92

食谱举例：体重：58 千克，能量：1 900 千卡，蛋白质：90 克

◎肝癌住院患者因为肿瘤代谢的原因往往仅靠普通食物不能满足营养需求，所以指南建议每天口服营养补充能量 400～600 千卡，建议选择高中长链制剂，不增加肝脏的负担，又能补充营养。

时间	食物内容
早上	豆花 + 粥或蛋花 + 粥
加餐	肠内营养素（6 勺 +200 毫升水）
中午	浓鸡汤煮薄面片
加餐	肠内营养素（6 勺 +200 毫升水）
晚餐	碎肉末粥
加餐	肠内营养素（6 勺 +200 毫升水）

流质饮食食谱举例：

◎如果蛋白特别低的情况或者术后，需要补充高蛋白，首选优质蛋白也就是乳清蛋白。但是特别提醒大家购买时注意查看营养标签，100克里蛋白质含量最好达到70克，注意性价比。

温馨提示：当您口服营养制剂感觉肚子胀时，可以口服多酶片促进消化。

（作者赵亚系四川省肿瘤医院肝胆胰外科护士、主管护师；唐小丽系四川省肿瘤医院外科中心总护士长、副主任护师，中华医学会肠内肠外营养学分会护理学组副组长，四川省护理学会康复专委会副主任委员）

参考文献

[1] 李松钦 . 癌症患者吃什么：十大癌症营养处方 [M]. 上海：上海交通大学出版社，2017.

[2] 石汉平，江华，李薇，等 . 中国肿瘤营养治疗指南 [M]. 北京：人民卫生出版社，2017.

[3] 潘宏铭，蔡三军 . 营养治疗教育手册 [M]. 北京：中国临床肿瘤学会 中国医学论坛报社 临床肿瘤学杂志社，2014.

[4] 中国营养学会 . 中国居民膳食指南 [M]. 北京：人民卫生出版社，2016.

手术治疗是肿瘤的常见治疗手段。手术前后许多患者家属都会围着医生问哪些食物能吃，哪些食物不能吃？病友之间总是互相传说着各种各样需要忌口的食物或者某些有神奇疗效的食物。其实没有不好的食物，只有不好的饮食结构！也没有绝对好的食物，只有适当的搭配和适量的摄入才会对身体有益。

从决定做手术到手术治疗结束这段时间饮食关键还是在于均衡膳食。均衡膳食就是要选择多样化的食物，使所含营养素齐全、比例适当，以满足人体基本需要和手术后机体修复所需。合理营养和平衡饮食可以避免营养不足，是维护正常免疫功能行之有效的措施。平衡饮食每天需要摄入包含谷类、鱼禽蛋肉大豆奶类、水果蔬菜类等食物，注意少食多餐，每餐 100～250 克，每天 5 餐以上。

肿瘤患者手术前后怎么吃

少食多餐　每天 5 餐以上　每餐 100~250 克

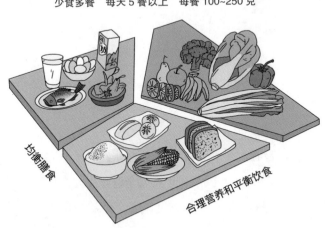

均衡膳食

合理营养和平衡饮食

手术前如何吃？

非胃肠道手术患者，在手术进行前放松心情，正常饮

胡丽贞

食就可以。胃肠道肿瘤患者术前要安排少渣流食或半流食，以减少胃肠道内残渣。少量多餐，以少渣流食或半流为主（见表1和表2）。存在营养风险（NRS2002营养风险筛查≥3分）或低蛋白血症的患者，术前可以口服肠内营养液（全营养素、乳清蛋白粉）+少渣流食或半流。

手术后如何吃？

术后，根据患者的恢复情况，建议尽早进行肠内营养。肠内营养是经胃肠道提供代谢需要的营养物质的营养支持方式，其途径有口服、经胃管、肠管等方式。胃肠道不仅是消化吸收器官，还是重要的免疫器官，通过肠内途径进行营养支持，有助于维持肠黏膜结构和屏障功能完整性。尤其是胃肠道手术后患者，应及早、小剂量给予肠内营养，促进肠道功能恢复，这样可以明显降低术后并发症的发生率，有利于患者恢复，缩短住院时间。

胃肠道肿瘤患者术后既要补充营养，又要结合自身对饮食的耐受情况区别对待，切不可一概而论，饮食遵循"循序渐进、少量多餐"的原则，并观察有无腹痛、腹胀、腹泻等症状。一般手术后禁食一定时间，在医生或营养师指导下开始进食，先是少量糖盐水或温开水，如无胃肠道不耐受症状，可进食少量清流（见表3），逐步过渡到少渣半流、半流、软饭、普食（见表1和表2）。过渡过程根据病情不同、所需时间不同，一般过渡时间为10～15天。

若术中留置胃肠营养管者，早期可先给予糖盐水缓慢滴注或推注，无不良反应可根据病情需求给予肠内营养液（短肽或全营养素），遵循"由少到多、由稀到浓"的原则。开始管喂时一定要减慢速度，不超过50毫升/小时，250毫升的营养液需要连续滴注5个小时。患者如无腹胀、腹泻等症状可在未来1～5天内逐步加大滴注速度，靶速度不超过150毫升/小时。及时观察患者胃肠道耐受情况，根据病情来调整肠内营养方案。

（作者胡丽贞系四川省肿瘤医院主治医师）

表1 流质用量及食谱举例

餐次用量	食物种类	食谱举例
6~7次 100~200毫升	各种稠米汤（大米、小米），藕粉，稀麦片粥，杏仁茶等，蛋花汤，鲜果汁，煮水果水，清鸡汤，清鱼汤等	第一次：稠米汤（150毫升） 第二次：煮水果水（150毫升） 第三次：蛋花汤（鸡蛋50克，芝麻油5克，盐1克） 第四次：冲米粉（米粉30克） 第五次：清鸡汤（100毫升） 第六次：冲藕粉（藕粉50克）

表2 半流质用量及食谱举例

餐次用量	食物种类	食谱举例
5~6次 150~250毫升	大米粥，肉末碎菜粥，抄手，汤面，面片汤，蒸蛋羹，煮嫩鸡蛋，牛奶，菜泥，肉汤，肉丸子，少量嫩肉丝，鱼片等	早餐：粥（大米50克），蒸蛋羹50克 加餐：牛奶200毫升 午餐：抄手（面粉100克，瘦猪肉90克） 加餐：面片汤 晚餐：热汤面（挂面100克，鸡脯肉40克，碎青菜100克） 加餐：红糖小米粥（小米50克，红糖5克）

表3 清流用量及食谱举例

餐次用量	食物种类	食谱举例
6~7次，从30毫升开始，逐渐增加至100~150毫升	清米汤，稀藕粉，去油肉汤，少油过滤菜汤，过滤果汁，根据病情可用冲鸡蛋白水	第一次：大米、小米油 第二次：青菜汁（菜汁200克，盐1克） 第三次：冲藕粉（藕粉10克） 第四次：青菜汁（菜汁200克，盐1克） 第五次：鸡蛋白水（鸡蛋白20克） 第六次：冲米粉（米粉10克，盐1克）

肿瘤患者放疗期间怎么吃

放射治疗是治疗恶性肿瘤的主要手段之一，据统计65%～75%的恶性肿瘤患者在整个病程中会接受放疗。然而，射线在杀死肿瘤细胞的同时，也对身体的正常组织造成了一定的伤害，患者常出现不同程度的毒副反应，影响患者的营养状况。营养不良不仅让患者自身觉得虚弱无力，在医生看来，营养不良的患者免疫力低下，治疗效果不佳，并发症多，放疗往往需要中断。因此，患者应当在医务人员的指导下，做好营养管理，让自己以良好的状态应对下一步的治疗。那么，放疗患者究竟如何吃才能保持良好的营养状况呢？

平衡膳食

平衡膳食就是摄入多种多样的食物，以保证营养均衡。在保证足量主食的同时增加高优质蛋白和高微量营养素的食物（瘦肉、蛋、奶、豆制品富含优质蛋白，各种蔬菜和水果富含维生素）。

少吃多餐，不空腹接受治疗

对于食欲差的患者，少吃多餐可以避免一餐过多引起腹胀，并保证每日营养需求。治疗前1小时可少量进食，避免低血糖的发生，加餐食物可选择面包、饼干、米粉、酸奶、豆腐干、水果等。

有放疗不良反应的饮食及营养

◎一般副反应

放疗期间患者常出现恶心、呕吐、腹胀等不适，此

黄雪梅

时除了临床使用止吐、抑酸等对症处理方法外，饮食上应注意少吃多餐，低脂饮食，也可使用山楂、酸梅汤等帮助开胃。

◎不同部位放疗副反应

①头颈部放疗发生严重口腔黏膜炎的患者，可以给流食或者半流食。如牛奶、鸡蛋羹、米粥、果蔬汁、匀浆膳、口服肠内营养补充剂等，避免过冷、过热、酸辣等刺激性食物。口干的患者应多喝水，饮食中可增加一些滋阴生津的食物，如藕粉、果汁、酸梅汁等。勤漱口（使用医院配制的漱口水或小苏打水、盐水）有助于预防口腔感染，康复新液、金因肽等可以促进溃疡愈合。由于放射性口腔黏膜炎发生率高，对患者营养状况影响大，中国抗癌协会推荐头颈部放疗存在严重吞咽困难者管饲肠内营养（软管通过鼻腔或皮肤直接安到胃或小肠，往软管里注射食物的一种方式），并优选经皮内镜胃造口途径，如出现严重口腔黏膜炎后再进行管饲往往会为时较晚，因此建议预防性安置。

②胸部放疗出现放射性食管炎的患者，给予软食或半流质饮食，可同口腔黏膜炎患者的饮食。注意食物细腻、小块易吞咽。食管癌或放射性食管炎导致吞咽困难、预计出现食管瘘风险高的患者同样可以管饲肠内营养。

③腹盆部放疗导致放射性肠炎的患者，在医生指导下合理应用止泻药物，可口服补充复方谷氨酰胺帮助肠道黏膜修复。急性期应尽量避免油腻、粗纤维的食物（玉米、大麦、豆类、芹菜），产气多的蔬果（洋葱、笋、萝卜、韭菜、青椒、葱、甜瓜），刺激性强的食物（干辣椒、胡椒）及碳酸饮料等。可食低纤维素的蔬菜，如冬瓜、去皮西红柿、黄瓜等。腹泻严重的患者需要暂时禁食，通过静脉输注营养液。

如果副反应持续时间较长，进食量明显减少3～5天或体重下降明显时，应主动告知营养师或医生，寻求帮助。口服肠内营养补充剂是放疗患者首选的营养治疗方法，不仅能改善营养状况，还能预防白细胞降低。

（作者黄雪梅系四川省肿瘤医院营养师、中国老年医学会营养与食品安全分会青年委员）

肿瘤患者化疗期间怎么吃

化学治疗（化疗）是肿瘤治疗的重要手段，但常常也会伴随有一系列消化道副反应，如食欲不振、恶心、呕吐、腹胀、腹泻等，令肿瘤患者谈"化"色变。合理的饮食可帮助患者改善营养状况，减轻药物副反应，提高化疗的耐受性和疗效。

首先，不是所有接受化疗的患者都会出现严重的副反应，反应严重程度与身体情况、疾病类型、用药方案都有密切关系。当然，如果您在化疗期间能吃能睡，不受任何影响，那您可以不用看下去了；但是如果不是这种"幸运儿"，那么请您继续看下去。

尽量保证在开始化疗前吃些东西，并利用治疗反应发生的间隙及胃口好时多吃些清淡易消化的食物，避免长时间空腹，多数患者发现化疗前吃点清淡饮食会感觉好些，可增加对化疗药物耐受性。

发生常见治疗反应时如何吃，可采用以下方式，若反

曾
瑜

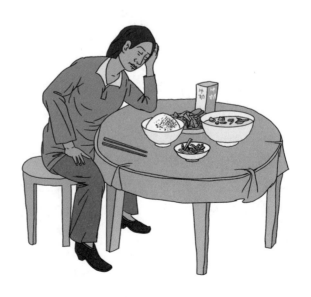

应严重时可以请医生开些对症处理的药物。

食欲不振

◎少量多餐，以高能量、高蛋白食物为主，如奶酪、鸡蛋、点心或肠内营养制剂。

◎改变烹饪方式，增加食物的色香味，如蒸、烧、炒、凉拌等，不必只炖或煮。

◎饭前少饮汤类，尽可能以固体或半固体食物为主。

◎和家人一起就餐，改善就餐气氛和环境。

恶心、呕吐

◎吃清淡易消化食物，避免油腻或味道过重的食物。

◎少食多餐，细嚼慢咽，避免过饱或者空腹过久。

◎适宜的食物温度，避免过热或过烫，可尝试食用接近室温或者较冷一些的食物。

腹泻

◎应进食低渣、清淡的食物，避免摄入过量的油脂。腹泻严重时，可进食少量米汤、米糊。

◎注意补充电解质和丢失的水分，可口服补液盐。若腹泻导致严重脱水，可能需要静脉输液来进行快速补液。

◎避免进食易加重腹泻的食物，如牛奶、香蕉等。

腹胀

◎避免食用易产气、粗糙、不易消化的食物，如红薯、豆类、糯米类食物等。进食过程中少饮汤水。

◎适量运动，少量多餐。

5. 便秘

◎增加高纤维食物的摄取，如全谷类、新鲜的蔬菜水果（含皮）、坚果类等。

◎每天固定时间就餐，增加饮水量。

◎晨起空腹时喝杯白开水或蜂蜜水有助于排便。

◎尽可能地增加活动量，顺时针按摩腹部，加快肠蠕动。

（作者曾瑜系四川省肿瘤医院主治医师、成都市抗癌协会肿瘤营养与支持治疗专委会委员）

靶向治疗是一种高选择性的抗肿瘤治疗，药物杀伤的是肿瘤细胞，而对正常细胞影响不大。打个比方就像射箭一样，药物是箭，肿瘤细胞就是靶子。靶向治疗因其疗效佳，副作用小，目前已逐渐成为治疗肿瘤一种非常重要的手段。今天我们就来讲讲靶向药物治疗期间的饮食营养。

靶向治疗前无营养不良的患者

靶向治疗前无营养不良的患者且治疗期间无不良反应，可参照肿瘤患者饮食原则，即保证充足能量的同时增加优质蛋白质（蛋、奶、鱼、禽等）的摄入，均衡膳食。

靶向治疗期间如有以下情况，饮食需注意：

◎腹泻：避免油腻、油煎、刺激性、粗纤维多及易产气的食物，如肥肉、辣椒、韭菜、奶、果汁等。进食少渣、易消化易吸收的食物，如面食、米粥、藕粉、蛋羹等。多饮水，腹泻严重时应予以止泻药对症处理或及时就医，必要时须禁食。

◎恶心、呕吐：进食清淡易消化的食物，少量多餐，少吃甜食和易产气的食物。

◎便秘：鼓励进食含膳食纤维丰富的蔬菜及水果，多运动，可改善便秘。

◎食欲不佳：可尝试山楂、泡菜等开胃食物；烹饪方式不局限于炖，可根据自己喜好选择不同烹调方式，但避免油炸等方式。

◎口腔溃疡：多吃维生素含量较高的食物，特别是B族维生素，如全谷物、蔬菜、瘦肉、奶类等，溃疡严重时，可将食物制作成糊状，减少局部刺激，必要时口服复合维

靶向药物治疗期间的饮食营养

熊竹娟

241

生素 B 及其他药物。

◎肝功能异常：精蛋白、高维生素饮食，蛋白质需选择优质蛋白，如鸡蛋、牛奶、鱼、鸡鸭肉、豆腐等，再次强调猪蹄非优质蛋白。高维生素食物主要来源于蔬菜及水果。

◎高血压：可参考高血压患者的饮食方式，做到低盐、低脂，烹饪方式以清蒸、水煮、凉拌为主。

靶向治疗前已存在营养不良的患者

体重指数小于 18.5、体重明显减轻、患病后饮食不足正常时期 2/3 且总量持续 1 周左右等情况的患者；预计 1 周不能进食或进食不足 2/3 量且持续 3～5 天的患者，请寻求营养师的帮助，可口服肠内营养制剂补充，也可根据营养不良的程度额外补充肠外营养（输液）。

（作者熊竹娟系四川省肿瘤医院临床营养科转化研究部主任、副主任医师，中国临床肿瘤学会肿瘤营养治疗专委会委员，四川省预防医学会医院临床营养分会常委）

如何愉快地喝下营养液

患者进食不足的时候，医生或营养师往往会建议患者喝营养液加强营养。可是，很多患者叫苦不迭，觉得营养液不好喝，更有甚者说比中药还难喝。患者如何才能愉快地喝下营养液，有以下方法：

方法一：调味

在营养液中加入果珍粉或者水果味的调味剂，将营养液调制成各种各样的水果味，比如菠萝味、草莓味、椰子味、杧果味……只要您喜欢，什么味道都可以，天天换着花样选。

方法二：稀释

兑营养粉的时候，按一定比例加入玉米粉、婴儿米粉、麦片、芝麻糊等，一方面可以降低营养液的浓度，另一方面可以改善营养液的口感。这种方法与第一种方法有异曲同工之妙，不过这种方法更适合长时间喝营养液，喝腻了或者喝了营养液轻微腹泻的患者。

方法三：做成甜点

如果您是一个有情调的人，那么这个方法就很适合您了。将营养粉加入面粉中，做成营养冰淇淋或者小蛋糕。

如果您觉得做冰淇淋和小蛋糕太麻烦了，可以做成水果奶昔——将水果切丁，放入搅拌机，加入营养液搅拌几分钟即可。

如果您觉得这些方法都很麻烦，最简单办法就是，直

赵玲

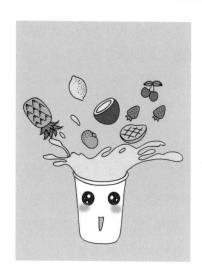

接将水果切丁，加入营养液中，做成果粒营养液。

方法四：用变味吸管

变味吸管，被称为宝宝喝牛奶神器。变味吸管的管腔含有很多小颗粒，当营养液通过吸管的时候，小颗粒会慢慢融化，营养液就变成了巧克力味、草莓味、香蕉味等各种味道。

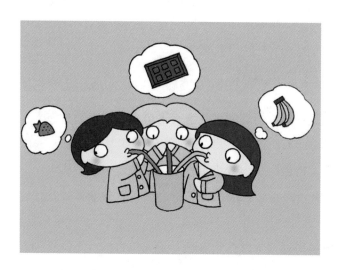

注意：每支变味吸管含糖约 3 克，每支吸管提供能量约 13 千卡。

方法说了这么多，您还是觉得不得行的话，那么办法只有一个了——捏着鼻子，屏住呼吸，一口喝下去，然后立马喝温开水漱口，吃点橘子之类比较清爽的水果，仿佛自己没有喝过营养液一样。

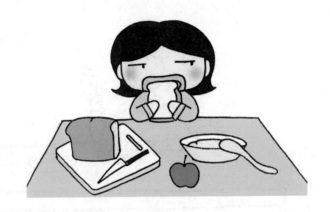

总结：兵马未到，粮草先行。保证良好的营养状况是战胜疾病的关键。

说了这么多，没有喝过营养液的患者不要被吓到，其实营养液口味很丰富，有香草味、可可味、麦香味、热带水果味等。

（作者赵玲系四川省肿瘤医院临床营养中心营养师）

肿瘤患者的饮食误区

肿瘤患者应该在配合医生治疗的同时，科学地补充优质营养。但长久以来存在着许多饮食误区，可能会影响患者的治疗效果、生存时间、生活质量。现在，我们来谈谈肿瘤患者要避免哪些饮食误区？

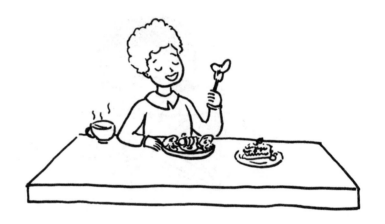

◎"喝汤最营养"。汤中所含营养素少，像糖尿病、痛风等患者更不宜喝汤，所以少喝汤，多吃汤中的食物更重要。

◎"白米粥最营养"。白米粥营养价值较低，适合消化功能不佳及虚弱的患者。可在粥中加肉末和蔬菜，改善粥的营养结构。对于胃肠道消化功能正常的患者，进食固体食物更佳。

◎"饿死肿瘤"。即使患者不进食，肿瘤细胞也会继续生长，无证据表明营养支持会促进肿瘤生长。其实，良好的营养状态可增强人体抗病能力。

◎"大补"。不宜盲目大量进食海参、鲍鱼、猪蹄、甲鱼、蛋白粉等高蛋白、高脂肪食品，可能会加重厌食及

熊
竹
娟

导致胃肠道功能障碍。应当平衡膳食，适当增加优质蛋白质的摄入。蛋白粉的补充应在营养师指导下使用，大部分保健类的蛋白粉不适用于肿瘤患者。

◎ "发物不能吃"。只要没有过敏反应或胃肠道不适或特殊疾病，无忌讳。

◎ "保健品比饮食重要"。贵重补品的营养价值不会好于几十元钱的肠内营养剂，均衡饮食比保健品更重要。

◎ "水果更营养"。水果主要含膳食纤维及部分微量元素，其营养价值普遍比蔬菜低，因此有"五菜为充，五果为助"一说。

◎ "吃泥鳅升白细胞、吃花生衣升血小板和血红蛋白"。没有哪种单纯的食物具有明显增加白细胞、血小板的功能，优质蛋白质能提供造血所需原料，可适量摄入。贫血患者可适当选择牛肉、羊肉、兔肉、猪肝、动物血、深色蔬果等含铁及叶酸丰富的食物。

除了避开以上饮食误区，不同基础疾病、不同营养状况、不同治疗阶段的肿瘤患者营养需求是不同的，如何合理地安排饮食及进行营养治疗，应咨询专业营养师。

（作者熊竹娟系四川省肿瘤医院临床营养科转化研究部主任、副主任医师，中国临床肿瘤学会肿瘤营养治疗专委会委员，四川省预防医学会医院临床营养分会常委）

在"无辣不欢"的四川，火锅、串串、冒菜、烤鱼、干锅、钵钵鸡……哪样菜不是红彤彤、辣乎乎的？可是一旦生病，医生一定会交代"饮食清淡点儿"。于是，大家就不约而同地认为辣椒、花椒、生姜、大蒜都不能吃了。医生说要"清淡饮食"，肿瘤患者就应该天天清汤寡水么？

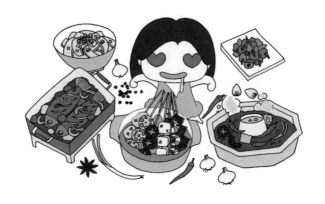

"清淡饮食"是什么意思?

少盐、少油、少糖

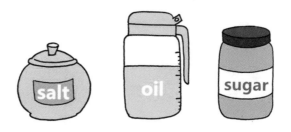

赵玲

医生常常挂在嘴边的一个词：清淡饮食。所谓的"清淡"到底是什么意思呢？就是不吃辣椒、花椒等各种调料？不吃肉只吃素？答案肯定是否定的。清淡饮食是指少辣、少麻、少盐、少油、少糖，调味品适量；清淡饮食更不是指素食，而是避免过于油腻的食物，以及尽量选择蒸、煮、炖、拌等烹调方式，避免油炸、煎烤、爆炒等方式。

能不能吃辣椒、花椒？

对于辣椒、花椒，很多人一直都是爱之深、恨之切。一方面沉迷得不能自拔，一方面又觉得吃了对身体不好。

事实上，辣椒富含维生素 C 等多种维生素，辣椒中的辣椒碱具有抗癌、抗菌、保护心血管等功效，辣椒还能促进食欲，改善患者食欲不振的情况。我国花椒

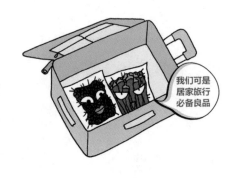

我们可是居家旅行必备良品

食药用历史悠久，在中医上用于治疗胃痛、牙疼、腹泻。越来越多的药理研究表明，花椒含多种生物活性物质，具有抗氧化、消炎、抗癌作用。辣椒、花椒作为调味品本身食用量较少，适量食用可以改善食物的香味，提高患者食欲。

能不能吃葱、姜、蒜？

葱属类蔬菜包括大蒜、洋葱、大葱、小葱和韭菜等，含有有机硫化合物，具有抗癌作用。葱、姜、蒜不仅有自身的营养价值，还能去腥、提鲜、增香，从而改善食物的味道，增强患者食欲。所以，即使生病了也是能吃的。但生姜、大蒜味比较刺激，如果口腔和消化道黏膜有损伤应尽量少吃或不吃。

能不能吃肉？

答案是当然可以，但是要注意肉的种类和烹调方式的选择。不吃或尽量少吃肥肉、脑花、猪蹄等过于油腻的食物，避免煎、炸、烤等重油的烹调方式。尽量选择猪瘦肉、鱼肉、鸡肉、鸭肉、牛肉、羊肉等富含优质蛋白的肉类，同时选用蒸、煮、炖、拌、卤等烹调方式。肿瘤患者大都存在食欲不佳、厌油的情况，但是肉类又是重要的优质蛋白来源，必须保证足够的摄入量，选择凉拌、卤、蘸等烹调方式，能够促进肿瘤患者的食欲，用调味品的味道掩盖肉类本身的腥味，改善患者厌油的情况。

（作者赵玲系四川省肿瘤医院临床营养中心营养师）

肿瘤患者需要良好的体力和状况来支持与疾病的长期战斗，体力如何来？主要从营养中来。目前营养治疗已经成为基本治疗方法，贯穿肿瘤治疗的始终。肿瘤患者能吃什么？不能吃什么？应该如何吃？营养不足该怎么办？

除了手术期间的特殊饮食要求外，大部分患者可遵循以下原则：

充足能量及优质蛋白均衡饮食

日常生活中能量的主要来源是主食，如大米、面粉等，尽量避免精细加工的食物，适当增加粗杂粮的摄入，如薏米、燕麦、玉米、红豆、绿豆等。而鱼、禽、瘦肉、鸡蛋、牛奶、大豆及其制品则是优质蛋白的良好来源。

调整烹调方式

避免油炸、熏烤、腌制，采用蒸、煮、炖、烩等烹调方式，控制盐的摄入量。

少食多餐

将一天的食物分为5～6餐，小份进食，避免增加患者饮食负担。空腹不宜接受治疗，治疗前1小时少量进食。

无特殊情况无须忌口

除合并高血压、糖尿病、痛风等特殊疾病外，只要没有食物过敏或胃肠道不适，无须忌口。

肿瘤患者的基本饮食原则

赵玲

合并其他症状肿瘤患者的饮食建议

◎严重口腔炎、食道炎致吞咽困难者，可进食流食或者半流食（如牛奶、鸡蛋羹、匀浆膳等），避免粗糙、坚硬、过冷、过热、酸辣等刺激性食物。口腔炎症患者还应定期漱口。

◎头颈部放疗引起口干的患者应多喝水，饮食中可增加一些滋阴生津的食物，如藕汁、梨汁、橙汁、酸梅汤等。

◎放化疗引起腹泻的患者，应避免油腻、粗纤维、产气多、刺激性强的食物，腹泻严重者可能需要禁食。

◎食欲不佳患者，饮食不足时需要在营养师指导下补充肠内营养制剂或进行肠外营养，如果肠道有功能，肠内营养是首选。

◎吞咽梗阻等无法正常经口进食但胃肠道功能正常的患者可选择管饲。

适量运动，定期监测体重

在医生的指导下进行活动，循序渐进增加活动量，量力而行。康复期每月监测 1～2 次体重，治疗期间每周监测 2 次体重，尽量维持正常体重指数或未患病时期的体重，避免体重下降。如治疗副反应持续时间较长，导致进食明显减少或短期重量下降明显，应及时与营养师联系。重视营养治疗，科学饮食，不听信谣言，选择专业营养师进行咨询和调整饮食方案。

肿瘤患者如何了解自己的营养状况？最简单易行的办法就是监测体重：晨起空腹、排尽大小便、穿相似衣着、同一个秤、一周称 2 次。

除了遵循以上原则，不同疾病、不同营养状况、不同治疗阶段的肿瘤患者营养需求是不同的，如何合理的安排饮食及进行营养治疗应咨询营养师。

（作者赵玲系四川省肿瘤医院临床营养中心营养师）

肿瘤患者恢复期营养

住院期间经历了手术、放疗、化疗等抗肿瘤治疗后，多数患者都有食欲不振、厌食、早饱、腹胀、便秘、恶心、呕吐等症状，使进食量减少导致营养不良风险进一步增加，然而诸多因素使患者的营养不良不能得到及时干预。因此，结束抗肿瘤治疗的院外恢复期是纠正营养不良的黄金时期，此时患者胃肠道反应减少、体力状态及食欲都逐步恢复。科学合理安排饮食能帮助患者尽快纠正营养不良、提高免疫力，对后期继续完成抗肿瘤治疗、改善生存质量、延长生存期有重要作用。

基本原则：均衡膳食、充足能量、适当增加优质蛋白。

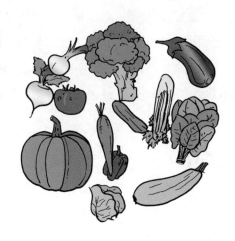

食物多样、饮食均衡

饮食均衡是维持正常免疫功能行之有效的措施。选择多样化的食物，营养素齐全，比例适当，可以避免营养不足，维持患者免疫功能。每天除食用谷薯类的主食及鱼、禽、蛋、肉类补充优质蛋白外，还需摄入 300～500 克新鲜蔬菜和适量水果，以补充维生素、微量元素、抗氧化剂

熊竹娟

253

及膳食纤维；还可摄入 25～35 克大豆及坚果，以补充微量元素及不饱和脂肪酸，这样的膳食结构基本上可以达到平衡。

摄入充足的能量

要维持正常生理功能，需保证充足能量供给。能量主要来自于碳水化合物、脂肪、蛋白质，其供能分别是 55%～60%、20%～30%、10%～15%。碳水化合物主要是淀粉，来源于主食，如大米、馒头、面包、面条、小麦、燕麦等，也包括根茎类的蔬菜，如红薯、土豆、山药、芋头等。肿瘤组织主要以葡萄糖作为主要能量来源，且肿瘤患者多存在胰岛素抵抗，建议选择升糖指数较低的主食，如五谷杂粮，包括燕麦、荞麦、全麦、玉米、糙米等，避免精细加工和过度加工的食物及糖。粗细搭配，可将精米、面与全麦等混合制作，粗杂粮的比例可占 1/3～1/2，既可保证能量供给，调节血糖，还能补充膳食纤维、B 族维生素。进食量可参考健康成人主食推荐量，即谷薯类 250～400 克（粗杂粮 50～100 克）。但腹泻或胃肠道功能不佳的患者慎选粗杂粮。

适当增加优质蛋白摄入

健康人每日每千克体重需要蛋白质 0.8～1.0 克，相当于除适量的主食以外，肉、禽及鱼虾类 100～150 克，鸡蛋 1/2～1 个，牛奶 250～500 毫升。对于营养状况良好的非荷瘤患者（通过治疗后体内暂无明确肿瘤病灶的患者）蛋白质摄入可同健康人。对于有营养不良及风险的患者、荷瘤患者、老年人均需增加蛋白质供给，推荐蛋白质摄入量 1.2～2.0 克每千克体重每天，并以优质蛋白为主，如鱼、禽、畜肉、蛋、奶、大豆及其制品。动物蛋白质优于植物蛋白质，多吃白肉（鱼禽类），每周建议吃 2～4次鱼，每次 50～100 克，每天 1～2 个鸡蛋，胆固醇高的患者可以去掉蛋黄，贫血患者可适量进食畜肉类、猪肝等含铁丰富的食物。

控制脂肪摄入量

脂肪供能应占饮食中总能量的 20%～30%，饱和脂肪酸＜10%，反式脂肪酸为 0。目前，推荐没有肿瘤病灶的非荷瘤患者适量减少脂肪摄入量，而有肿瘤病灶的荷瘤患者适当增加脂肪摄入量，并多采用不饱和脂肪酸（深海鱼油等），但具体摄入量，应在专业营养师的指导下确定。

控制盐的摄入量

盐是人体中必不可少的物质，摄入量不足，使体内的含钠量过低，会出现食欲不振、四肢无力、晕眩等症状。但过量摄入则会对身体造成更大的危害，如发生高血压、水肿、哮喘等。每日盐的推荐量为 5 克左右（约 1 啤酒盖），许多食物中本身就含盐分即"隐形盐"，烹饪过程中应少放盐或含盐的调料（酱油、豆瓣酱等），防止"隐形盐"摄入过多。合并有慢性肾功能不全或高血压的患者盐的摄入量还需更加严格控制。

适量运动

对于肿瘤患者推荐进行适量运动，但多数患者体能状况较差，应量力而行，可以把每日 30 分钟的锻炼目标分解为每次 10～15 分钟，每天 2～3 次，避免久坐久卧，循序渐进，每次锻炼的时间和强度随体能的改善可以逐渐增加。

患者恢复期间仍需定期监测身体质量指数 [BMI= 体重（千克）/ 身高（米）的平方]，保持 BMI 在 18.5～23.9，若体重及 BMI 有明显变化，应及时咨询医生或营养师。

（作者熊竹娟系四川省肿瘤医院临床营养科转化研究部主任、副主任医师，中国临床肿瘤学会肿瘤营养治疗专委会委员，四川省预防医学会医院临床营养分会常委）

这些食物，肿瘤患者到底能不能吃

患病已是不幸，漫长的治疗也让生活黯淡，美食或许是生活中那一抹亮色。所以，请不要轻易相信那些道听途说的谣言，而错过生活中的"美味"。

能吃

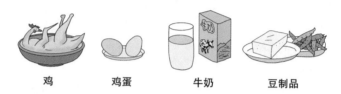

鸡　　　鸡蛋　　　牛奶　　　豆制品

许多肿瘤患者的日常饮食常常比普通人更讲究，"既想补营养，又担心给身体带来负担"，这样的困扰在患者及患者家属身上尤为常见。今天，就来谈谈这些常被我们误解的食物，肿瘤患者到底能不能吃？

鸡　鸡一直被很多肿瘤患者排在"坚决不能吃，吃了就要复发"榜单的第一名。其实，吃鸡与肿瘤复发完全没有什么科学根据。鸡肉具有很多优点，如脂肪含量低、富含高蛋白、营养丰富，鸡肉做出来的菜肴可谓是"美味好吸收"，而且经济实惠。所以说，肿瘤患者是可以放心食用鸡肉的。

鸡蛋　营养学上把鸡蛋蛋白作为参考蛋白来衡量其他蛋白的营养价值。换个说法，就是鸡蛋蛋白的营养价值是最符合我们身体需要的。可以说，鸡蛋是家家户户必备的食材之一，没有哪样食物能像鸡蛋一样朴实无华又营养丰富。

牛奶　"隔壁床的小王喝了牛奶腹胀、拉肚子"，很多人都说"肿瘤患者喝不得牛奶"。但是，你可能不知道，

曾瑜

隔壁床的小王可能是牛奶过敏，也就是乳糖不耐受，不适合喝纯牛奶。所以，请不要轻信"别人说"。牛奶中含有丰富的蛋白质和钙，几乎适合所有人食用，尤其对于食欲差、进食少的患者，牛奶可以很好地为身体提供营养。当然，对于像小王这类对乳糖不耐受的人群来说，无乳糖牛奶或者酸奶可能更适合。

豆制品　把豆腐、豆浆这些豆制品列为禁食名单的一般是患有乳腺癌、卵巢癌、宫颈癌这类妇科肿瘤的患者。她们的理由看起来非常有理有据："豆制品含有大豆异黄酮，而大豆异黄酮就是植物雌激素，雌激素是激素，而乳腺癌这类肿瘤和激素是有关的，所以一切豆制品都不能出现在餐桌上。"但是，殊不知大豆异黄酮虽然有"植物雌激素"之称，但在我们人体中起到的是拮抗雌激素的作用。就是说，大豆异黄酮是可以减弱体内雌激素的威力，研究表明，大豆异黄酮对雌激素依赖的乳腺癌有抑制作用，是阻止乳腺癌发生的保护因素，常食者乳腺癌发病率降低。而且，豆制品富含优质的植物蛋白，对于那些吃不下肉又要补充蛋白质的患者来说是很好的选择。

慎食

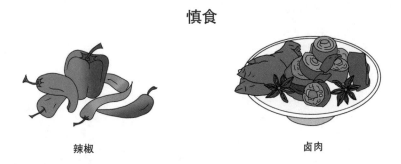

辣椒　　　　　　　　　　　　　　　　卤肉

辣椒　患者生病之后由于常常被告知要清淡饮食，因而很多人就立刻戒辣，但是对于无辣不欢的人，没有辣椒的生活，仿佛天空都失去了颜色。其实，辣椒当中的辣椒碱具有一定的镇痛、保护心血管、抗癌、止瘙痒、抗菌、神经保护、降脂等功效。而且辣椒当中还含有多种维生素、矿物质、可溶性糖、抗坏血酸、酚类化合物和类胡萝卜素等，具有丰富的营养价值。如果消化道功能正常的患者是可以适量食用开开胃的。但是，由于辣椒素具有刺激性，以下患者不宜食用：放疗、化疗引起口腔黏膜炎、食管炎、肠炎的患者；口腔溃疡患者；疾病或治疗引起的胃肠不适，如腹泻、便秘、腹痛、梗阻等患者；胃肠道手术前后、化疗过程中的患者。

卤肉　患者和家属往往把它和"发物""辛辣刺激"的食物联系在一起，说到忌"辛"，大家首先想到的就是不能吃生姜、大蒜，做菜也不能用八角、茴香这些"辛"香调料了，而卤肉的制作过程就会使用这些调料。但是由于使用量不多，人体摄入的量是达不到致癌剂量的。然而，市售的卤制品可能会添加一些亚硝酸盐使卤肉颜色好看，卤水的反复使用可能含过量的胆固醇氧化物（COPs），这些对人体的健康有危害。因此，从安全、健康的角度，尽量自己在家制作卤肉，可自己配制香料，也可以选择超市卖的卤料，卤料现做现用，不要反复使用，加工卤肉时卤制时间也不要太长，尽量别超过 3 小时。这样，就可以愉快地吃肉啦！

（作者曾瑜系四川省肿瘤医院主治医师、成都市抗癌协会肿瘤营养与支持治疗专委会委员）

参考文献

封传悦，朱俊东 . 大豆异黄酮摄入与乳腺癌发生风险的 Meta 分析 [J]. 中华乳腺病杂志（电子版），2010, 04（3）：43-46.

每当到了节假日，亲友团聚，美食佳肴，是大家对节日最大的期待。可是，肿瘤患者在节庆时如何吃才合理？或者作为患者家属的您，是否还在冥思苦想该给患者做什么菜肴才更健康呢？营养师在此为您推荐一桌适合肿瘤患者吃的节日菜肴。

前菜

花生米　花生又称长生果，富含不饱和脂肪酸和铁，可以说是廉价的保健佳品。

爽口小泡菜　虽然泡菜因含亚硝酸盐成分会致癌，但食用少量的泡菜并不会对身体造成危害。肿瘤患者往往没有食欲，一小把花生米搭配爽口小泡菜，爽口酸脆，启动味蕾，刺激消化液的分泌，为后面的大餐做好充分的准备。

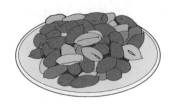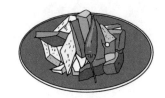

主菜

西红柿炒牛肉　牛肉富含优质蛋白，脂肪含量较猪肉少，是肿瘤患者康复期肉类的极好选择。西红柿的酸甜混合牛肉的浓郁香味，荤素搭配，营养均衡。

肉末豆腐　不少肿瘤患者会有咀嚼或吞咽困难，需要食用比较软烂的半流质食物，肉末豆腐就是一道适合此类

这份节日菜肴，肿瘤患者请收好

胡丽贞

人群食用的菜肴。肉末调味腌制，热油下锅爆炒变色，然后加入切成小块的豆腐，焖煮一会儿，最后勾芡、撒入葱花，即可起锅装盘。豆腐是植物优质蛋白，搭配肉末，色泽诱人，软嫩下饭，是一家老少都可食用的菜式，还可以补充蛋白质的摄入。

棒棒鸡丝　大家都知道鸡胸肉的蛋白含量高、脂肪含量极少，是健身爱好者的最爱。但因为鸡胸肉吃起来口感发柴，很多人不爱吃。可如果把鸡胸肉制作成棒棒鸡丝，就会受到大家的欢迎。姜片和大葱煮水烧开，放入鸡胸肉，大火烧开后小火煮 20 分钟，捞出晾凉后撕成肉丝，最后浇上大葱、芝麻酱、辣油、酱油等混合而成的酱汁，香而不腻，容易下咽。

白灼虾　节日的餐桌上怎么能少了海鲜，虾作为高蛋白的代表，蒸熟后口感爽滑易咽，辅以蒜蓉、姜蓉或陈醋等蘸料，是一道很受欢迎的菜肴。加之虾蒸熟后，虾身变红，寓意日子红红火火，增添了节日喜庆的同时，也让肿瘤患者感受到美食带来的幸福和愉悦。

炝炒西兰花　根据均衡饮食的原则，满桌的肉菜怎么少得了一道青翠欲滴的青菜作搭配。西兰花富含莱菔硫烷植物化学物，有研究报道，此物质有抗癌、调节氧化应激等作用。

汤

酸萝卜粉丝老鸭汤　年底天气寒冷，酸萝卜的酸爽搭配滋补的鸭肉，在寒冬里暖人心脾。

主食

黄金米饭　在大米中加入金黄色的小米同煮，营养加倍的同时，色泽诱人，香气扑鼻。

"调味品"

亲人好友的陪伴　与家人和朋友一起进餐，能促进患者的食欲，是美食的最佳"调味品"。

（作者胡丽贞系四川省肿瘤医院主治医师）

癌细胞也爱吃糖

"听说癌细胞喜欢吃糖呢，那我们少吃点糖，饿死它不就行了吗？""我可爱吃糖了，那岂不是把它喂肥了？""我也爱吃糖，但是医生说我的包包消得还可以，也没有把肿瘤养肥啊！"……今天，我们来说说糖和肿瘤的那点事儿！

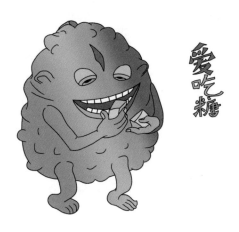

糖，包括单糖、双糖和多糖。单糖主要有葡萄糖、果糖、半乳糖；双糖主要有蔗糖、麦芽糖、乳糖。单糖和双糖，是我们尝起来甜的东西，主要来源于各种精制糖类，如白砂糖、红糖、蜂蜜和各种甜饮料等，机体摄入的精制糖会迅速被消化吸收，转换成葡萄糖，引起血糖升高。多糖包括淀粉类和膳食纤维，我们主要从米粮类、豆类及根茎类蔬菜中摄入淀粉，而膳食纤维主要来源于粗粮、蔬菜、水果等，膳食纤维作为人类不可消化的糖类，对我们肠道、心血管健康都起着至关重要的作用。

糖会"滋养"癌细胞？

研究发现，某些癌细胞生长主要依靠葡萄糖代谢来提

黄雪梅

供能量。从理论上，只要掐断了这一能量来源，就能让癌细胞消灭。生酮饮食是指高脂肪、低碳水化合物、适当蛋白质的一种饮食，可以说是"饿死肿瘤"最热门的一种治疗饮食。它的理论基础是：人体主要靠碳水化合物和脂肪供能，尤以碳水化合物为主，当碳水化合物摄入减少，葡萄糖生成就少，主要靠葡萄糖供能的癌细胞，就不会再生长了。那人体机体能量又从哪里来呢？靠脂肪代谢产生酮体来提供。由于现阶段生酮饮食的研究成果主要停留在细胞和动物实验上，虽然有少量的人体实验，但效果和安全性还有待进一步验证；而且某些癌细胞依靠葡萄糖生存不假，但人体的重要器官（如大脑）也得依靠葡萄糖供能才能发挥重要的生理功能。另外，生酮饮食也有很多副作用，如困倦、嗜睡、低血糖、恶心、呕吐、血脂异常等。因此，肿瘤患者不要盲目地减少碳水化合物（特别是主食）或进行生酮饮食，甚至断食。相比之下，均衡饮食、保证营养更靠谱。

肿瘤患者该不该限制糖分的摄入？

肿瘤患者因为各种原因（如化疗用药、疾病导致胰岛素抵抗等）可引起血糖升高，而摄入精制糖后，很快就被消化吸收变成葡萄糖，加重血糖

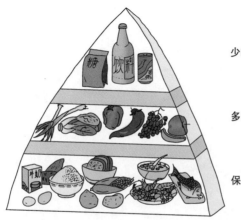

少吃甜食，少喝饮料

多吃蔬菜和水果

保证充足的主食

异常。因此，患者应该了解自己的血糖情况，如已患有高血糖，应该严格控制含精制糖高的食物，包括含糖饮料、蜂蜜、饼干、糕点等。而血糖正常的患者，每日糖的摄入量也不宜超过 50 克。

多摄入膳食纤维可以远离肿瘤吗？

膳食纤维主要来源于粗粮、蔬菜、水果等，可缓解人体便秘的同时，还能吸附肠道中的有害物质，改善肠道菌群，为益生菌的增殖提供能量和营养。因此，肿瘤患者需要适当增加膳食纤维的摄入。除此之外，膳食纤维的好处还有很多，如可以调节血糖、血脂，降低心血管疾病、癌症等的发病风险。

最后，总结一下肿瘤患者碳水化合物摄入的基本原则：保证摄入充足的主食，适当增加高纤维的粗粮和全谷物，少吃甜食，少喝饮料，多吃蔬菜和水果。

（作者黄雪梅系四川省肿瘤医院营养师、中国老年医学会营养与食品安全分会青年委员）

据"正气存内，邪不可干"的中医理论，正气不足是癌症患者患病的根本原因，放、化疗后更伤正气致人体气血不足，正应了中医"邪之所凑，其气必虚"。因此，应适时调补身体，加强营养以扶正抗癌。

人体经过漫长的炎夏酷暑，消耗了大量的体力和精力，入秋后，气候干燥，是慢性病易复发和病情加重的季节，因此，秋季进补对于癌症患者是扶正抗癌的好时节。秋季燥气当令，中医学认为"燥邪伤人，易伤人体津液""天人相应，秋内应于肺，肺主收"，根据中医"顺应四时"的养生原则，秋季养生贵在养阴防燥，故饮食以滋阴润肺为主。宜多吃酸性食物，如苹果、橘子、山楂、猕猴桃等，以收敛肺气。尽量少吃油炸、烧烤及辛辣食物，如辣椒、葱、姜等（作为调味品的少量葱、姜、辣椒除外），可避免发散泻肺；银耳、百合、蜂蜜等有润肺作用，宜常吃。可适当食用芝麻、糯米、粳米、枇杷、菠萝、乳品等柔润食物，以益胃生津。

药膳，隐药于食、寓医于食、药借食力、食助药威，加之并入烹调技艺，色香味俱全，使患者乐于接受。现推荐几款防秋燥、养阴生津、补肺益气的药膳。

食药膳助抗癌

荸荠百合雪梨羹

材料：荸荠（马蹄、慈姑）30克，百合20克，雪梨1个，冰糖适量。

做法：将荸荠洗净去皮切碎，雪梨洗净连皮切碎去核，百合洗净，三者混合加水煮，后加适量冰糖煮至熟烂汤稠。

功效：荸荠味甘，性微寒，有清热生津、凉血解毒、

赵兴梅 曾安 向宏清 陶科 蔡红

化痰消积等作用；梨清热生津；百合归心、肺经，能养阴润肺、清心安神，共用可润肺化痰、养肺生津。

桑杏饮

材料：桑叶 10 克，杏仁 5 克，沙参 10 克，梨皮 30 克，冰糖适量。

做法：先将杏仁用开水浸泡、去衣，加入桑叶、沙参、梨皮共煎，最后加入冰糖代茶饮。

功效：有疏风散热、生津润肺止咳之功效，对出现发热头痛、微恶风寒、口鼻干燥、干咳无痰、咽喉干痛症状较适合。

百合银耳粳米粥

材料：银耳 10 克，粳米 100 克，新鲜百合 50 克或百合干 30 克、冰糖适量。

做法：银耳浸泡发胀洗净，加入淘洗后的粳米、鲜百合（百合干要先用冷水浸泡约半小时）及适量冰糖同煮为稀粥。

功效：有清心润肺、益胃补气之功效。粳米有较好的健脾胃、补中气功能；银耳养胃生津；百合润燥除烦，对立秋后出现慢性咳嗽、胃阴不足等症状的人群较适合。

甜杏仁雪梨山药糊

材料：甜杏仁 10 克，雪梨 1 个，山药 30 克，白糖或冰糖适量。

做法：将杏仁用开水浸泡、去衣，洗净；雪梨去皮，洗净，切成块；把杏仁、雪梨、山药块放入搅拌机内，搅拌成泥。然后，倒入沸水锅内（沸水约 300 毫升），不断搅拌，煮熟即可，加入白糖或冰糖适量（若咽干有热用冰糖）食用。

功效：山药味甘，补而不腻，健脾益胃兼具补肺益气、养阴止咳、化痰，共用能调理脾胃功能，具有润肺、止咳、润肠等功效，对干咳无痰、肺虚久咳等症状有一定缓解作用，是护肺良方。

清补瘦肉汤

材料：瘦肉 250 克，薏苡仁 30 克，莲子 10 克，百合 15 克，淮山 15 克，玉竹 15 克，芡实 15 克。

做法：把瘦肉放沸水中煮 5 分钟，倒掉血水，重新加入适量的清水煲开，放入全部洗净且先用冷水浸泡约半小时的药材，煲 3 小时，汤成用盐调味，吃肉喝汤。

功效：此汤清甜滋补，有健脾去湿开胃、养阴润肺等功效，特别适宜身体瘦弱、虚不受大补者饮用。

梨藕百合汤

材料：鲜百合 50 克或百合干 30 克，雪梨 1 个，莲藕 50 克，枸杞 10 克，冰糖适量。

做法：雪梨洗净切块，鲜百合洗净剥成片，莲藕去皮洗净切片备用。适量水烧开，把鲜百合（百合干要先用冷水浸泡约半小时）和莲藕倒入锅中煮 20 分钟左右，加入雪梨块、冰糖、枸杞继续煮 10 多分钟即可。

功效：莲藕有生津止渴、养阴清热除烦之功效，中医称其"主补中养神，益气力"，有益于胃纳不佳、食欲不振者恢复健康；枸杞子甘平而润，滋阴养肝、润肺益气，提高机体免疫力；百合、雪梨润肺去燥、止咳化痰，对减轻秋季高发的肺燥干咳、体虚咳嗽效果很好。

（作者赵兴梅系四川省肿瘤医院临床药学部制剂科主任、主任中药师，四川省中医药信息学会药剂专委会副主任委员，成都中医药学会中草药分会常务委员；曾安系四川省肿瘤医院主管药师；向宏清系四川省肿瘤医院主管药师；蔡红系四川省肿瘤医院临床药学部副主任、主任药师；陶科系四川省肿瘤医院主管药师）

肿瘤患者如何补充蛋白质

"最近食欲差，吃得很少，体重也下降了，医生叫我加强营养，要多吃蛋白质高的食物。"

"那你还不快去买点蛋白粉补起来！"

"医生说了的，要请营养师来会诊，听营养师说咋个吃，不能随便乱补蛋白粉！"

对的，请不要一说补充蛋白质，就想到买蛋白粉来吃，这是误区。只有在饮食摄入蛋白质不足时，才考虑通过蛋白粉来补充。错误地使用蛋白粉不仅不能达到改善营养状态的目的，还可能造成肝肾功能的负担。

蛋白质是什么？蛋白质是生命的基础物质，机体每一个细胞和所有重要组成部分都需要蛋白质的参与。正常成人体重的 16%～19% 由蛋白质组成，轻体力活动的正常成人每天需要摄入 65～75 克蛋白质，以满足机体需要。对于肿瘤患者而言，肿瘤本身属于消耗性疾病，增加蛋白质的摄入量对于肿瘤患者维持营养状况尤为重要。简而言之，蛋白质对于维持机体功能至关重要。

蛋白质长期摄入不足导致的营养不良，主要表现为水肿。肿瘤患者由于疾病及抗肿瘤治疗等因素可导致能量及蛋白质均摄入不足。临床表现有：体重下降、皮下脂肪减少、肌肉减少、低蛋白血症、水肿、头发稀疏、疲乏、免疫力下降、恶病质等。

那么，如何补充蛋白质呢？最好的办法是用食物来补。按食物来源可分为动物蛋白，如禽畜瘦肉、鱼、蛋、奶等；植物蛋白，如豆类、谷类、坚果类。动物蛋白和大豆来源的蛋白被我们称为优质蛋白质，其蛋白质的利用率更高，更能满足人体的需要。但需要提醒大家的是，蹄花、甲鱼、

黄雪梅

鲍鱼富含胶原蛋白，而胶原蛋白不是优质蛋白质。有人认为吃红肉致癌就只选择白肉，这其实也是不对的。其实红肉虽然含有较高的饱和脂肪酸，长期过多摄入有增加患癌的风险，但是红肉也富含铁、锌等微量元素及 B 族维生素，长期不摄入红肉也可能导致贫血。因此，建议以白肉为主，红肉为辅，每周摄入 2~3 次红肉为宜。

蛋白质的需求量因人而异，不同年龄、不同疾病状态等对蛋白质需求量是不同的，健康成人一般一天 0.8 克 / 千克体重，而患者因为疾病等原因，蛋白质的需求量往往增加，如肿瘤患者蛋白质需要量一般一天 1~2 克 / 千克体重，具体请咨询营养师。

肿瘤患者一日食谱推荐（适用于身高 170 厘米、体重 65 千克者）。

主食：300 克，约含 24 克蛋白质。

蛋类：50 克（1 个），约含 7 克蛋白质。

牛奶：500 毫升（2 盒），约含 18 克蛋白质。

肉类：200 克，约含 36 克蛋白质。

豆腐：150 克，约含 9 克蛋白质。

蔬菜：500 克，约含 5 克蛋白质。

总计：约含 99 克蛋白质。

注：同类食物宜等量互换，《中国居民膳食指南（2016）》推荐平均每天至少吃 12 种食物，每周至少 25 种，只有多种食物构成的均衡膳食才能达到合理营养、促进健康的作用。

（作者黄雪梅系四川省肿瘤医院营养师、中国老年医学会营养与食品安全分会青年委员）